アトピー・アレルギーは自分で治す!

ツルツルキレイになる アトピーキュアレシオ

アトピック・スペシャルカウンセラー
甲斐輝美

はじめに

あなたは、アトピーが何らかの皮膚の病気だと思っていませんか?

医療が発達した現在でも、増え続けるアトピーやアレルギー。多くのメディアでは、「アトピーは皮膚の病気であり、治療には塗薬が効果的」と伝えています。

実際にアトピーに悩む多くの方が皮膚科に通い、薬で治療しているのが一般的ですが、あなたはそれで良くなっていますか? いつか薬いらずの日が来る感じがしますか?

私自身、アトピーを治すために何年も病院に通い、薬を使い、それでも良くならなかった現実を自分の体を持って目の当たりにしました。そしてその結果、それは間違いだったということに気づいたのです。


「アトピーは、病院に行かずに、薬を使わずに、自分で治すことができるのです」

INTRODUCTION

はじめに

はじめまして、甲斐輝美です。

現在、私は、東京でアトピーやアレルギー、肌荒れのための料理教室を開いていきます。そこで私が開発した「アトピーやアレルギーを自分で治す食事法&メンタルトレーニング」で、アトピーやアレルギー、肌荒れを中心とした病気に悩まされる方々に向けて、年間3000件以上のカウンセリングを行っています。

先ほど私は、「アトピーは自分で治すことができる」と言いました。そう言われても、「本当に自分で治せるの?」と簡単には信じられないかもしれません。

しかしアトピーは必ず自分で治すことができる病気なのです。なぜなら、アトピーの原因は、あなたの食事、生活習慣や、メンタルにあるからです。

私は、年間3000件以上のカウンセリングの中で、アトピーや肌荒れの発症にはパターンがあることが分かりました。発症時期に分けると、こうです。

・産まれたとき、幼少時からアトピー
・中学生、高校生で生活習慣や何らかのストレスによりアトピー

・社会人になり、生活習慣の変化、ストレスが多くなりアトピー
・妊娠、出産を機にアトピー

大きく分けると、発症時期には、このようなパターンがほとんどです。

これらから見ても、アトピーは、ただの皮膚の問題だけではなさそうですね。環境や心とも大きく関わりがあるのです。


それでは私は、どうして自分でアトピーを治すことができたのでしょうか?

私は、7歳からアトピーを発症し、ずっと薬を使い続けていました。しかし、アトピーは大人に近づけば、近づくほど悪化していたのです。

一番悪化したのは、20歳のときでした。今まで、手、足、乳首、陰部など体に出ていたアトピーが、顔にも出るようになったのです。

小さい頃から、病院では、「大人になれば治る」そう伝えられました。しかし、私の現実は違ったのです。私はショックで、人と顔を合わせられなくなっていました。

20歳の私は、社会人2年目で、アパートで一人暮らしをし、お金にも余裕がありませんでした。しかし、年々悪化するアトピーに、すべてお金を使いこんでいて、まさに毎日頭の中は、アトピーでいっぱい。

そんな中、私の人生を変えたのは、「マクロビオティック」との出逢いでした（「マクロビオティック」の詳しい内容は、この後本書の中でお話ししましょう）。私は、マクロビオティックに出逢い、そこからアトピーが治るヒントを掴み、さらに自分流の改良を加えて、アトピーを自分で治す方法を開発したのです。

それが**「アトピーキュアレシオ」**という食事法です。

私は、この食事法を実践することにより、すべての不調を病院に通わずに自分で治すことができたのです。

・アトピー
・乾燥肌、敏感肌
・便秘

・冷え性
・むくみ
・生理不順、無月経
・生理痛
・花粉症

これだけの不調が、今では1つも無くなったのです。お金もかけず、病院にも通わずに、日々の生活だけで、不調を治したのです。痒み、痛みから完全に解放されたのです。私は、自分が新しく生まれ変わったような気持ちです。自分に自信がつき、日々が快適で、エネルギーに満ち溢れ、パワフルにすべてのことが素直に楽しめるようになりました。私は健康という自由を手に入れたのです。

「食事5％、メンタル95％でアトピーは治せる」

アトピーや不調を治すために必要なこと。それは、食事とメンタルです。

私はそう言っています。

なぜ、メンタルが95%なのでしょうか？　あなたは、イライラしたときに、体が痒くなる、何か体に不調を感じたことはありませんか？

緊張すると、脇や手に汗をかく。つまり、体と心はつながっているのです。どんなに食事を頑張っていても、メンタル（心）が疲れていたら、病気は治せないのです。

だからこそ、アトピー対策は、薬ではなかったのです。

アトピーだけではありません。実際に私の料理教室に通う方の中には、不妊症の方が赤ちゃんを授かることができたり、うつ病が治ったりなど、アトピーや肌荒れだけではない様々な病気への効果も出ています。

では、さっそくこれから、アトピーを自分で治す方法をお教えしたいと思います。

あなたは、自分でアトピーを治せるのです。

さあ今日からさっそく始めましょう！

目次

CONTENTS

目次

CHAPTER 2

第2章 ツルツルキレイにするための食事バランス「アトピーキュアアレシオ」

CONTENTS

目　次

CONTENTS

目　次

イラスト：疎井一志《うといかずし》
デザイン：BLUE DESIGN COMPANY
協力：atopic care salon terumi
企画・編集：21世紀BOX

CHAPTER 1

第1章

誰でもツルツルキレイになれる！

アナタのアトピー、アレルギーは、どのタイプ?

アトピー、アレルギーの原因や、対策のお話をする前に、まずは、あなたの体質を見てみましょう。アトピー、アレルギーとひとくくりにしていますが、実はアトピー、アレルギーには**いくつかのタイプ**があるのです。自分がどのタイプに当てはまるかを知ることは重要なことです。

私は、毎日何十人ものアトピー、アレルギーその他、様々な不調を持つ方と接していますが、まず初めてお会いする方には、過去の病歴や、現在の薬の使用状態、精神状態、ライフスタイルなどをお聞きし、「あなたは、どのような人なのか?」を理解します。ただ皮膚を見ただけ、顔を見ただけでは、表面部分しか見えないので、何も良いアドバイスができないのです。

なぜなら、「はじめに」でお話しした通り、アトピー、アレルギーは、**皮膚の問題ではない**からです。だから表面だけ見たところで、何も解決できないのです。もちろん、毎日何十人も見ていると、何もお話しをしなくても、皮膚や、表情を見ただけで、その人の性格や、病歴まで想像できることも多々あります。しかしながら、やはりお話ししてお聞きするのが、一番確実です。

とはいえ、これは本ですので、あなたと直接お話しすることができません。そこで、今から私が言ういくつかの質問に答えてください。その結果、あなたがどのタイプのアトピー、アレルギーに当てはまるのか、ご自身でチェックしてみてください。

【アトピー・アレルギータイプ診断】

（※当てはまるものにチェックしてください）

【体編】

□生まれたときからアトピー（アレルギー）。
□全身、肌が乾燥している。
□全身、肌が黒ずんでいる。
□アトピー（アレルギー）になってから、すでに20年以上経っている。

□ステロイドなどの強い薬を、20年以上使用していた。もしくは現在も使用している。
□味の濃い食べ物が好き。しょっぱいものが好き。薄味ではないと思う。
□しょっぱいものも好きだが、甘いものも大好き。どちらも食べる。
□パンやクッキー、せんべいなど乾燥した焼いた粉ものが好き。
□ストレッチをしたとき〝体が硬い〟と感じる。
□にきびより、乾燥肌が強い。
□冷え性。
□便が硬くて便秘である。
□野菜は、あまり食べない。
□野菜の中でも特に生野菜はあまり食べない。
□蕎麦、ラーメンなどしょっぱい麺類が好き。
□夜中に何度か目が覚める。
□肉や魚を毎日食べる。
□卵をよく食べる。

□梅干し、たくわん、ごま塩、鉄火味噌、漬物をよく食べる。
□ひじき、昆布など海藻を週4回以上よく食べる。
□葉野菜より、根菜を多く食べる。
□味噌汁を1日2食以上飲んでいる。
□酵素玄米を食べている。
□もちもちの玄米が好き。

［あなたは何タイプ？］

□10個以上……陽性タイプ
□9個〜6個……陰陽多過タイプ
□5個〜2個……陰性タイプ
□1個以下……中庸健康タイプ

【メンタル編】

□自分に自信が持てない。自分のことが好きになれない。
□すぐに人と比較してしまう。
□人の目が気になる。
□クヨクヨすることが多い。
□失敗を引きずってしまう。
□将来が不安。
□孤独だと思う。自分のことは誰も理解できないと思う。
□「だけど」「でも」が口癖。
□ポジティブというよりネガティブ思考。
□人のアドバイスを素直に聞き入れられない。
□人に自分のことを良く見られたいと思う。
□人に厳しく、自分に甘いと思う。
□心から、毎日感謝できない。

□最近、楽しいと思えることがない。お腹から笑えない。
□すべてをさらけ出して、話せる相手が少ない。
□人とのコミュニケーションが苦手。
□人がうらやましいと思うことが多い。
□自分の人生に目標がない。
□失敗することが怖い。
□自分にはできないと諦めることが多い。
□自分ができないのは、病気のせいだと思う。
□〝病気が治ったら、◯◯しよう〟と思っている。
□自分が不幸だと思う。幸せだと思えない。
□〝不調や病気が嫌だ〟と強く思う。
□後悔することが多い。
□すぐに物事を決められずに迷うことが多い。
□人から嫌われるのではないか心配することが多い。

□自分の思ったことを、思った通り人に言えない。
□我慢することが多い。
□頭で分かっているのに、行動できないことが多い。

［あなたは何タイプ？］

□17個以上……根っからの強いアトピーメンタル（常に病気になりやすい）
□16個～11個……アトピーメンタルが強い（病気になりやすい）
□10～3個……アトピーメンタルに注意
□2個以下……メンタル健康

アトピー、アレルギーのタイプ診断は、いかがでしたか？

あなたは、どのタイプでしたか？

体、メンタルがどのタイプにあるかにより、あなたの健康への道も、短いか長いかが決まります。もちろん、こんなことは病院では聞かれませんよね？

私は、なぜ体と、そしてメンタルも見るのか？

何度も言いますが、アトピー、アレルギーは、皮膚の問題ではなく〝**メンタル95％、食事5％に原因がある**〟と考えているからなのです。

では、この診断をもとに、タイプ別に詳しく説明しますので、あなたが当てはまったものが、どのような性質を持っているのか理解しましょう。

【タイプ別性質─体編─】

【陽性タイプ】

体が「陽性」になっています。つまり、固く、硬直し、病気が体に完全に根付いている状態です。イメージとしては、病気や不調が、あなたの体に鉛のように重く居座っているようなイメージです。

これは、長年病気や不調と共存していたために、病気や不調が、あなたの体と一心同体化してしまったのです。そして、免疫力が下がり、病気が治りづらくなっています。また、健康的な運動や食事をしても、効果が出にくい状態です。常に不調を感じ、体が重い日が多いはずです。

では、陽性タイプの人は、これからどうすればいいのでしょうか？

まず、早く治そうと焦らないでください。たいていこのタイプの方は〝早く治したがり〟です。早く結果を求めがちです。そして、すぐに効果が出ないと、諦めるのも早いです。まず、その心も変えていく必要があります。

このタイプの方は、治りが遅いことを覚悟してください。最低1年は考えた方が良いでしょう。それは、もちろんこれからお話しする対策方法を、どのくらい実践できるかにもよりますが、1か月やそこらで治すことは不可能です。

また、急いで治したいからといって薬を使うことは、すでに免疫力や自然治癒力が下がっていますので、さらに自分で病気を治せなくなり、薬に頼る生活から離れられなくなってしまいます。

このタイプの方は、焦らずに、コツコツ、食事とメンタルを対策していきましょう。

【陰陽多過タイプ】

体が、「陰性」と「陽性」をシーソーのようにぎっこんばっこんと、激しく行き来しています。

車に例えると、20キロで走ってみたり、100キロで走ってみたりと、激しく車を使っているので、車の消耗が早くなります。体も同様、疲れやすかったり、体がとても消耗しています。テンションが高いときもあれば、低いときもある。笑ったと思ったら、泣いたりと、性格も上下が激しかったりします。体調も良いときと、悪いときの差が激しいことがあります。

このタイプの方も陽性タイプと同様、焦らずにコツコツ、食事とメンタルを対策していきましょう。陽性タイプの方よりも早く健康を取り戻すことができます。早くて3か月〜半年、遅くても1年以内に健康を取り戻せる方が多いです。

ただし、もちろん、これにも個人差があります。ステロイドなど、強い薬を長年使ってきた方は、治りがさらに伸びることもあります。

いずれにしても、薬に頼らずにコツコツ続けていくことが大切です。

［陰性タイプ］

体が「陰性」に偏っています。しかし、今までのタイプの中では比較的治りが早いタイプです。早い方だと、1か月〜3か月。遅くても1年以内には改善される方がほとんどです。

陰性タイプの方は、病気や不調が陽性タイプの方のように体に固定化していないので、すぐに病気や不調が表面に出てきます。常に不調を感じていますが、その代わり、体に蓄積するのではなく、常に出しています。

このタイプの方に多いのは、よく頭痛がする。鼻水が出る。鼻が詰まっている。頭がボーっとする。忘れっぽい。昼間も眠い。よく寝れる。女性なら、生理痛が酷い……など、常にちょこちょこ不調が多い方です。

しかし、気をつけないといけないのは、このようなちょこちょこ起こる不調を無視して放置していたり、薬に頼り続けると、陽性化し、不調が体に固定化し、治りづらくなっていきます。早く対策すれば、早く治るタイプなので、正しい方法を学び、コツコツ食事とメンタルを対策していきましょう。

［中庸健康タイプ］

体が、「陰性」にも「陽性」にも偏らず、健康体です。食事に気をつけ、規則正しい生活をしていれば、何も問題は起こらないでしょう。

素晴らしいです！　陽性タイプ、陰陽多過タイプ、陰性タイプの方の目指すべきところです。

［タイプ別性質―体編―］

陽性タイプ

病気や不調が体と一心同体化
免疫力が下がり、病気が治りづらい

陰陽多過タイプ

陰性と陽性を激しく行き来
体が消耗していて体調が良いときと悪いときの差が激しい

陰性タイプ

病気や不調が常に表面に出てきやすい
比較的治りが早いが放置しておくと陽性化して治りづらくなる

中庸健康タイプ

陰性にも陽性にも偏らず健康体

いかがでしたか？　あなたの体は、どのタイプですか？

私の今までの経験上、陽性タイプの方は、もともと免疫力が低く、長年のアトピータイプ。陰性タイプの方は、コンビニ食、ファーストフードが多かったり、化学調味料に特に敏感に反応する方、他はスイーツなど甘い食べ物が好きな方に多く見られます。花粉症の方はたいていこの陰性タイプになります。陰陽多過タイプは、このどちらも合わせ持っていると言えますね。

さて、ここまで体の陰陽でタイプ分けしてきましたが、これですべてが決まるわけではありません。何度も繰り返しますが、アトピーやアレルギーは食事や体質だけでなく、メンタルも関わっているのです。

メンタル面で、何が一番分かるかというと、**治る早さ**が分かります。アトピーやアレルギーの対策を勉強しても、やる気が起きてしっかり実践される方と、腰が重い方と、様々です。つまり、どんなにいい方法が分かっても、実践するかしないかを決めているのは、あなたのメンタルだからです。メンタルの違いで、しっかりできる方と、適当になってしまう方とはっきりします。

アトピーメンタルとは？

私が今までに、アトピーやアレルギーなどの不調に悩まされている数えきれないほどの方々とカウンセリングしている経験の中で発見したのが**「アトピーメンタル」**でした。

これは、私が名付けたもので、簡単に説明すると、**「アトピーを発症しやすい考え方や心」**という意味です。つまり、アトピーメンタルから脱出しない限り、アトピーやアレルギーが発症し続けるのです。

これは私の統計ですが、かなりの確率で、アトピーの人は〝ある特定の考え方、心〟を持っています。

・孤独感、孤立感がある。
・自分のことは、誰も理解できないと思っている。

・他人と自分をすぐに比べる癖があり、落ち込みやすい。
・全体的に、ポジティブではなく、ネガティブな思考。
・自分のことが嫌いである。自分に自信がない。
・何事にも、心から感謝できない。
・ストレス発散ができず、食事に走りやすい。
・自分の人生に目標がない。もしくは〝アトピーから脱出する〟という低い目標になりがち。

このような考え方、心を持っているとアトピーやアレルギーが発症しやすい（または発症し続ける）傾向があります。それを私は「アトピーメンタル」と呼んでいます。

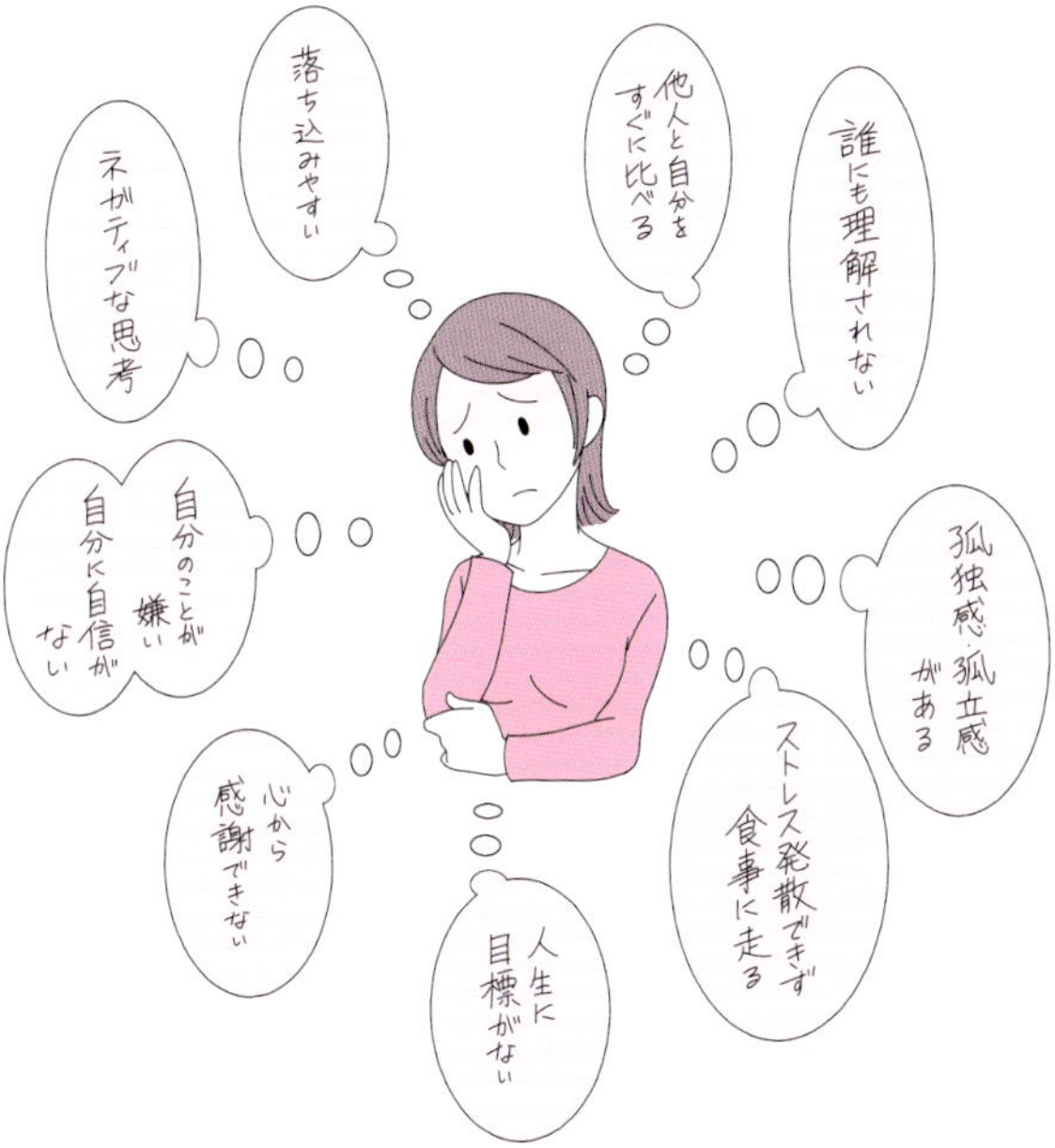
ネガティブな思考
落ち込みやすい
他人と自分をすぐに比べる
誰にも理解されない
孤独感・孤立感がある
ストレス発散できず食事に走る
人生に目標がない
心から感謝できない
自分のことが嫌い
自分に自信がない

[アトピーメンタル]

では、あなたのメンタルがどのような状態か見てみましょう。

【タイプ別性質―メンタル編―】

【根っこからの強いアトピーメンタル（常に病気になりやすい）】

正直なところ、このタイプの方は、1人で治すことが厳しい方です。誰か私のようにアドバイスをする人、つまりメンター（指導者・助言者）がいないとアトピーやアレルギーを治すことは厳しいでしょう。

どんなに良い改善方法があっても、いろいろと理由をつけてなかなか前に進めません。自分にブレーキをかけてしまいがちです。誰か、あなたが心から頼りにできる、信用できる方と一緒に食事やメンタル改善していくことが最善の方法です。

長年のネガティブ思考が固定化し、どうしても1人だとネガティブになってしまい、食事を実行していても空回りすることが多いでしょう。ストレスが溜まりすぎたり、頑張りすぎる傾向もあるので、すぐに投げ出したくなってしまいがちです。ストレス発散のはけ口が食事になっている方も多くいるタイプです。孤独感も強く、自分のことを理解してもらえないと思っている方も多いです。

1人ではなく、一緒に頑張る仲間やパートナーと共に食事やメンタルを改善していきましょう。〝焦らずにコツコツ〟を忘れないことです。

【アトピーメンタルが強い（病気になりやすい）】

このタイプの方は、根っこから強いアトピーメンタルではないですが、常にネガティブ思考がやや強めです。人によっては、やはり1人で自分を立て直すことが厳しい場合もあります。誰かにアドバイスをもらったときは、すぐに元気になりますが、自分1人になるとまた落ち込んだりと、元気の持続力が短い方です。

このタイプは、あまり1人にならない方が良い方です。気の合う仲間やパートナー、ストレスのかからない友達と、思いっきり腹を割って自分のことをお話ししたりすることはとてもいいことです。

1人になるとネガティブ思考が強くなるので要注意です。

【アトピーメンタルに注意】

このタイプの方は、落ち込むときと元気のときの差が激しかったりします。元気のときはいいのですが、何かすごく嫌なことがあったり、強いストレスを感じると、一気に落ち込んでネガティブ思考になってしまうことがあります。環境や状況によっては、強いネガティブ思考が続き、アトピーメンタルが強いタイプに変わることもあります。

落ち込んでいないときは大丈夫なのですが、何かあったとき、一息おいて、元気なときの自分を見失わないように気をつけましょう。

【メンタル健康】

このタイプの方は、メンタルに特に問題はありません。

人間誰しも、ときどきは落ち込むものです。山あり、谷ありそれが人生です。このタイプの方はメンタルが安定しているので、落ち込んでも、すぐに自分で立て直すことができます。強いストレス環境に気をつけていれば、特に問題ないでしょう。

正しい方法を実践すれば、病気もすぐに治すことができます。

［タイプ別性質―メンタル編―］

強

アトピーメンタル度

弱

根っこから強いアトピーメンタル

常に病気になりやすい
長年のネガティブ思考が固定化
すぐに投げ出しがち

アトピーメンタルが強い

病気になりやすい
ネガティブ思考がやや強め
元気の持続力が短い
１人になると落ち込みがち

アトピーメンタルに注意

落ち込むときと元気のときの差が激しい
環境や状況によってアトピーメンタルが強いタイプに変化

メンタル健康

メンタルが安定
落ち込んでもすぐに自分で立て直すことができる

――以上、いかがでしたでしょうか？　あなたのメンタルは、今どのタイプだったでしょうか？

たとえアトピーメンタルが強くても大丈夫です。あなたが**〝絶対に治したい！〟**という気持ちを見失わなければ、必ず心は変えることができます。どんなにアトピーメンタルが強くても、あなたが諦めなければ、メンタルを健康にさせることができます。

では、自分の体と心のタイプが分かったところで、これからアトピー、アレルギーの原因とその対策方法を学び、自分のものにしていきましょう！

そう！　アトピーやアレルギーは自分で治すことができるのですから！

健康の道へ！　ＧＯ！

アトピー・アレルギー発症の3つの分岐点

アトピー、アレルギーの原因は何でしょうか？

あなたは、アトピーやアレルギーの本当の原因について考えたことがありますか？

対策を考える前に、まずは原因を究明することが大切です。

それはなぜか？

原因が分からなければ、正しい対策が立てられないからです。

アトピーやアレルギーという〝問題〟が起きたとき、その問題に対して取った対策が正しければ、症状は改善していきます。しかしながら対策自体が間違っていてはいくらどんな対策を取ったとしても症状は改善されません。

アトピーやアレルギーという問題が起きたとき、人によって取る行動が違います。

そして、その行動には3パターンあります。

私はこれを、**「病気発症の3つの分岐点」**と言っています。

・問題（アトピー・アレルギー）が起こる↓対策しない（無視）↓問題が拡大する

・問題（アトピー・アレルギー）が起こる↓対策をする↓対策が間違い↓改善できない

・問題（アトピー・アレルギー）が起こる↓対策をする↓対策が正しい↓改善する

あなたは今、この3つの分岐点のどこかにいるでしょう。おそらく〝対策したが改善できない〟ところにいるのではないでしょうか。そして、この本を手に取り、正しい対策をしたいと思ったかもしれません。

それではなぜ、あなたは、アトピーやアレルギーを改善できないのでしょうか？

まず、確実に言えることは、**「対策が間違っている」**ということです。

そして、見落としがちなのが、**「原因を理解していない」**ということです。

これは、アトピーやアレルギーの話だけに言えることではありません。多くの人は、何か問題が起こると、まず真っ先に何をするかというと、

・感情的になる（怒るとか、泣くとか……）

もしくは、

・対策する（薬や、サプリメントなど……）

たいていの方は、この2つをします。しかし、これらが大きな間違いです。

問題が起きたときに、一番先にやらないといけないことは何か？

・原因を究明する

これに尽きます。

私は、自分のアトピーが深刻になったときに、原因究明を決意しました。〝自分がなぜアトピーになったのか？〟を徹底的に調べたのです。

原因が分かれば、正しい対策ができるのです。つまり、3つの分岐点のうちの〝**改善する**〟に至るのです。

・問題（アトピー・アレルギー）が起こる→対策をする→対策が正しい→改善する

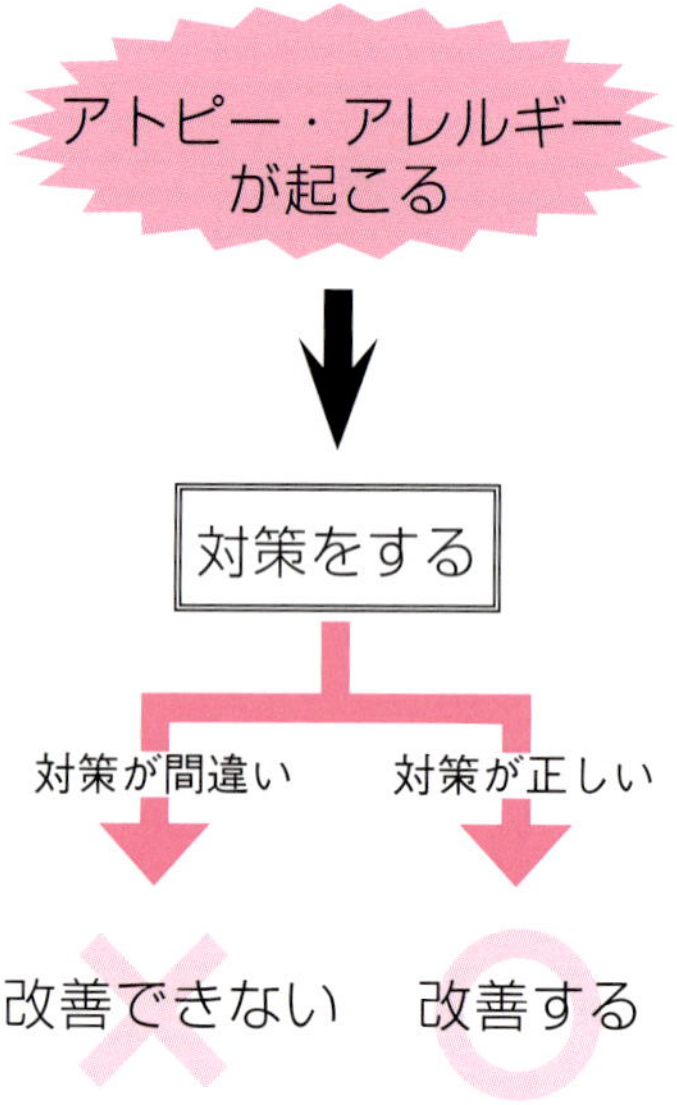

このことをしっかりと分かったうえで、この先を読んでいってくださいね。

アトピー・アレルギーの3つの原因

それでは、アトピー・アレルギーの原因についてお話ししたいと思います。
アトピー・アレルギーの原因は何か？
原因は、1つではありません。まず大きく言うと3つあります。
それは、**「食事」「環境」「ストレス」**の3つです。
私は、これらを**「アトピー3大原因」**と呼んでいます。
では、1つずつ、どう問題なのか考えてみましょう！

まず**「食事」**。
食事は、特に日本では第二次世界大戦後、つまりここ70年ほどで大きく変化してきました。アメリカから小麦が入り、米を食べていた日本人はパンを食べるようになりました。学校給食ではパンと脱脂粉乳。今は、パンと牛乳ですね。牛乳だけでなく、ヨーグルトやチーズを食べるようになりました。

また、今までは家に帰ってお母さんが作ってくれた料理を食べていたものが、ファーストフードやコンビニの食事に変わっていきました。朝ごはんが菓子パンなんて家も少なくありません。もしくは、コンビニで食べる、ファーストフードを食べる。朝ごはんで、お母さんがお味噌汁や、ごはんを炊いて、小松菜の胡麻和えや、お漬物を漬けてくれることが減っていきました。

そして、まさに今は、グルメが流行です。「B級グルメ」なんて言葉もよく聞きます。鶏肉、豚肉、牛肉、魚介類、卵、たくさんの種類の昔で言う〝贅沢な食べ物〟を食べられる毎日です。また、料理を家庭でしていても、市販のお味噌や、醤油、カレーのルーなど、調味料にも変化が起きました。工業化が進み、大量生産で物が安くなり、その代わり、保存料や、化学調味料が発達しました。つまり、添加物が増えていきました。腐らなくなり、味が安定するのです。

江戸時代や戦国時代に、ヨーグルト、カップ麺、ファーストフード、菓子パン、スイーツ、化学調味料で作られた1時間で出来上がるようなお味噌が存在したでしょうか？ あなたが今食べているものを、江戸時代や戦国時代の人に食べさせたら、どう反応するでしょう？

ぜひ考えてみてください。昔の時代の人たちは、花粉症になり、アトピーやアレルギーに悩んでいたのでしょうか？


そして、次に**「環境」**。

環境も大きく変わってきました。まず歩かなくなってきました。また、昔は自然も多く、今のように車やトラックがたくさん走り、排気ガスまみれの道などありませんでした。昔と比べて今は、水や、土、大気が確実に汚染されています。田舎だからといっても、中国から黄砂が降ってきたり、農薬を多く使う農地は土も汚染されています。近くに工場があって、大気が汚染されている可能性もあるのです。さらに今はまた原発問題など、放射能の危険も増えました。昔のように、川の水が飲めて、雨の水が飲める時代ではありません。日本や、他の先進国はここ100年の間で、環境は凄まじく変化してきたことでしょう。

あなたの身のまわりの環境は、どうでしょうか？ そして過去の環境は、どうだったのでしょうか？

そして最後が、**「ストレス」**です。

現代社会は、まさに「ストレス社会」と言えるでしょう。ストレスを毎日感じていない人の方が少ないのではないでしょうか？

子供なら、勉強する、塾に行く、習い事に通う、携帯を使いコミュニケーションでストレスを感じる、親が共働きで孤独感を感じる、おばあちゃんやおじいちゃんの温かみを知らない。大人なら、会社に行く、職場での評価、家のローンを払う、時間やお金に追われる、結婚に焦って婚活をする、未来の社会に不安を感じる、孤独感を感じる……などなど、様々なストレスの原因を抱えています。

現代社会では、まさに誰からも命令されていないのに〝○○しなければいけない〟という精神で動いているので、毎日ストレスを感じるのです。〝学校に行かなければいけない〟〝会社に行かないといけない〟……〝やりたい〟ではなく〝やりたくないけど、やらなければいけない〟というメンタルで毎日を過ごしているのです。

私は、アトピー、アレルギー、花粉症、不妊……など様々な現代病は、この**「食事」「環境」「ストレス」**が原因だと確信しています。つまり、この3つの原因について徹底的に対策していけば、確実に改善していくのです。

さあ、「食事」「環境」「ストレス」の面からあなたの過去や今を考え、問題があるか書き出してみましょう！

［アトピー・アレルギーの3大原因］

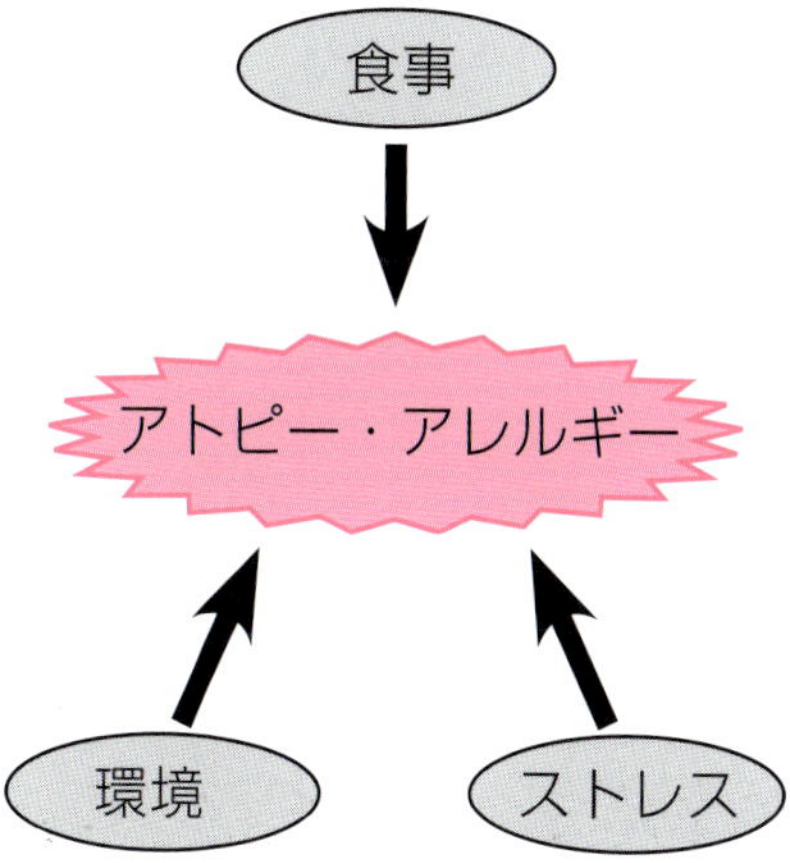

あなたのアトピーは、なぜ治らない？

アトピーの3大原因について、しっくりきましたか？

「いや、絶対に皮膚の問題だ！　食事、環境、ストレスなんて関係ない!!」と思いましたか？

それとも、「食事、環境、ストレス……フムフム、思い返せば、自分の食事と、環境と、ストレスに身に覚えがある！」と感じたでしょうか？

私は何もあなたに、自分の考えを押しつけるつもりはありません。今までお話ししてきたこと、これからお話しすることも、アトピー、アレルギーを治すための1つの知識として片づけていただいて結構なのです。

ただし、私は、確信しているのです。絶対に、**アトピーの原因は、皮膚ではないことを。**

では、これからなぜ、あなたはアトピーやアレルギーが治らないのか考えてみましょう。

あなたは、アトピー（アレルギー）になって何をしましたか？　どんな対策をしましたか？

まずアトピーは皮膚の問題だと思っていませんでしたか？　もしくは、今も皮膚の問題だと確信していますか？

あなたはきっと皮膚の問題だと思っていたために、こんなことをしてきたのではないでしょうか？

・病院に通い、薬を塗る。注射を打つ。飲み薬を飲む。何かレーザーなどを当てる。ピーリングをする。……などなど様々な治療をした。
・サプリメントを飲む。
・温泉療法をする。
・漢方を使う。
・化粧品を試してみる。変えてみる。

多くのアトピー、アレルギーに困っている方々に聞くと、だいたいこれらのどれかをよく聞きます。しかしそこで、「治りましたか？」と聞くと、「治っていません」と答えが返ってきます。

なぜなら、思い返してみてください。アトピーやアレルギーの原因は、**「食事」「環境」「ストレス」**だからです。

あなたが今までしてきた対策は、３大原因について対策できていましたか？

病院に通い、「食事」が変わりますか？「環境」が変わりますか？「ストレス」が変わりますか？

サプリメントを飲み、「食事」が変わりますか？「環境」が変わりますか？「ストレス」が変わりますか？

温泉療法をし、「食事」が変わりますか？「環境」が変わりますか？「ストレス」が変わりますか？

漢方を使い、「食事」が変わりますか？「環境」が変わりますか？「ストレス」が変わりますか？

化粧品を使い、「食事」が変わりますか？「環境」が変わりますか？「ストレス」が変わりますか？

これらの対策をしても、結局は「食事」「環境」「ストレス」が変わらないので、あなたのアトピー（アレルギー）も変わらないのです。だから、治らないのです。

つまり、原因について**〝違う対策〟**をしていたのです。夫婦喧嘩の元が、旦那さんが帰ってきたときに脱ぎ捨てる靴下だったとしたら、対策したのは〝靴下を新品に変えただけ〟だったのです。そうではなくて〝靴下を片づけること〟が対策ですよね。

あなたは、アトピーの原因が〝皮膚〟という表面的なものだと思っていました。しかし、それは間違いで、実はそれよりもずっと前から進行している「食事」「環境」「ストレス」が原因だったのです。

あなたが治せない理由は、重度のアトピー、アレルギーではなく、ただの**〝対策間違い〟**だったのです。対策さえきちんと正しく理解すれば、改善し、治すことができるのです。だから私は、病院に行かなくても、何も高いお金をかけなくても、「食事」

を変え、「環境」を変え、「ストレス」（つまりメンタル）を変えれば、アトピーは治せるのだと断言しているのです。

さあ、ここで、あなたの希望が見えてきました。

大丈夫!! ただ対策が間違えていただけ！ 皮膚ばかり見ていたけれど、実は、自分の食生活や、環境、メンタルを治すべきだったのだと！ さあ、今日から、変えよう!!

……しかし、ちょっと待ってく

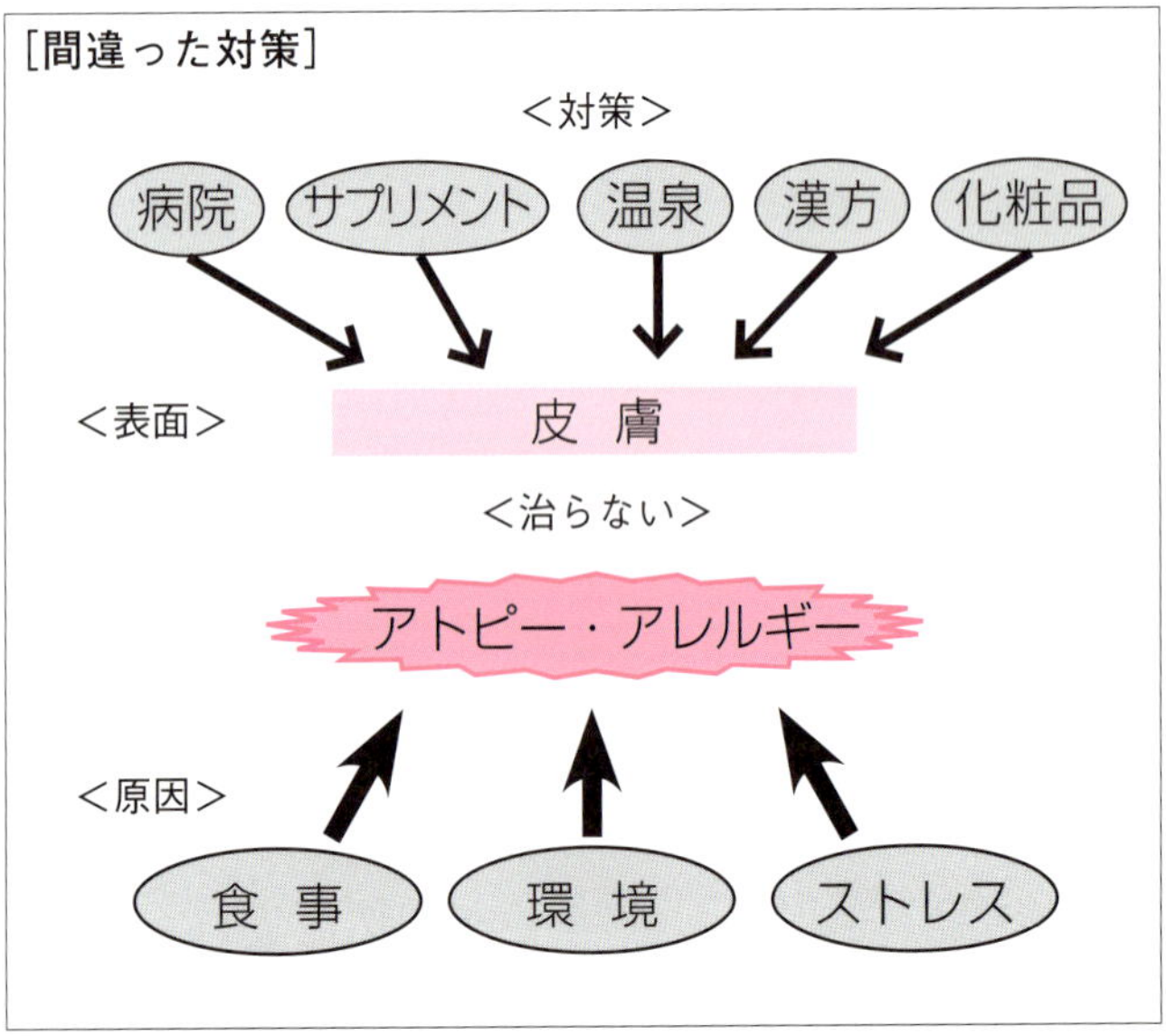

ださい。

食事をどう変えればいいの？　環境を変えるってできるの？　いきなり大自然に引っ越せるの？　メンタルって変えられるの？　いきなりストレスゼロにすることってできるの？

そうなんです。今までのように、あなたが薬を飲むだけ、塗るだけのように簡単な話ではありません。まず、少しずつ変えていくのです。ここで大事なのが、コツコツ努力し、待つことなのです。ここで私がこう言うと……、

「すぐに結果を求めてしまう。早く成果を出したい。コツコツが苦手。努力が続かない。何をするにも続かない」……という声が聞こえてきます。

まず、はっきりと申し上げておきますが、薬のようにすぐに結果は出ません。

コツコツ続けないことには、結果は出ません。

そして、それができないのでしたら、この本を閉じて捨ててください。

あなたには、私のお話しするやり方が合わないのですから。

では、この先は、コツコツ努力し、いずれ努力が実り、お姫様、もしくは、男性なら王子様になれる人にお伝えしましょう。

まず、いきなり、「食事」「環境」「ストレス」を一気に変えることは大変難しいことです。そういうときは、一番簡単なことから一歩ずつ、つまりコツコツ始めることが大切です。

環境をいきなり大自然に変えることは大変なことです。いきなりストレスをゼロにすることもできません。しかし、食事はどうでしょうか？

3食のうち、1食を改善することはできますか？　もしくは、1週間のうち、1日改善することはできますか？　それよりももっと楽にすれば、1か月のうち、1食でも変えることはできますか？

コツコツ一歩ずつ進むことができるのは、**「食事」**です。

私は料理教室で、食事方法を指導しています。そしてカウンセリングで、少しずつメンタル面や、環境面を対策し、食事指導も行っているのです。

さあ、あなたも、まずは食事から対策していきましょう！

間違った食事と生活習慣

アトピー（アレルギー）の原因を知り、なぜ治らなかったのかを知り、きっと「食事が大事！ 食事から変えよう！」と思っていただけたのではないでしょうか？

しかし、焦らないでいただきたいのです。なぜなら、方法を間違えると、逆効果になってしまうこともあるからです。

食生活とは、生活習慣の一部なので、食事だけでなく生活習慣全体も、コツコツ変えていきましょう。

まず、**〝間違った食事〟**とは何でしょうか？

今は「○○ダイエット」「○○をすれば治る」「○○するだけ」……など、簡単な方法がキャッチフレーズになり、世の中を飛び交っていますね。これこそ、罠なのです。

「○○するだけで治る」なんてあり得ないのです。

思い出してください。〝○○するだけ〟で「食事」「環境」「ストレス」が変わりますか？〝○○だけ〟の落とし穴にはまらないことです。

アトピー、アレルギーを治すために必要な食生活は**〝バランスの良い食事〟**です。〝○○だけ〟のように偏ってしまっては、バランスが良いと言えません。

しかし、何でもバランスをとればいいわけでもありません。確実に、アトピー（アレルギー）の原因となる食材は食べないことが一番です。

つまり、**アトピー（アレルギー）を改善してくれる食材を組み合わせてバランスをとり、**そして、**アトピー（アレルギー）の原因となる食材は食べないようにすること**が、一番早く治る方法なのです。

[アトピー・アレルギーを改善してくれる食材、原因となる食材]

＜おススメの葉野菜＞

キャベツ、レタス、小松菜、白菜、チンゲン菜、ブロッコリー、カリフラワー、菜の花、水菜、春菊、大根の葉、かぶの葉、長ねぎなど

＜おススメの根菜＞

大根、にんじん、れんこん、ごぼう、かぶ、ラディッシュ、玉ねぎ、長いも、里芋、こんにゃくなど

＜その他のおススメ食品＞

わかめ、あらめ、海苔、発酵食品（味噌、醤油、納豆、テンペ）、きのこ類、かぼちゃ

＜ときどきなら食べてもＯＫなもの＞

ひじき、昆布、豆類（大豆、小豆、レンズ豆など）、豆乳、生姜、にんにく、さつまいも、甘酒、甜菜糖、メープルシロップ、日本の果物（りんご、みかん）、しょうが、にんにく

＜タブー食材＞

動物性全般、化学的なもの全般（保存料、乳化剤などの食品添加物）、熱帯性果物（マンゴー、バナナなど）、白砂糖、カフェイン、熱帯性野菜（ほうれん草、モロヘイヤ）、なす科全般（なす、トマト、ジャガイモ、ピーマン、パプリカ）

では、アトピー（アレルギー）の原因となる食材を例に出す前に、**〝アトピーの原因となる栄養価〟**とは何でしょう？

「えっ、栄養価がアトピーの原因となっているの!?」

驚いた方も多いでしょう。多くの方は、栄養が足りなくて、皮膚が乾燥している、痒みが出ると考えています。しかし、それは大きな間違いだと私は言っています。

実は、アトピーは、栄養価のとりすぎ、そして、栄養が偏りバランスが悪い状態なのです。つまり、ひと言でいえば、**「贅沢病」**です。

では、アトピーにならないために、とりすぎたくない栄養価とは何でしょうか？

・タンパク質（肉、魚、卵、牛乳、ヨーグルトなど）
・糖質（白米、砂糖など）
・脂質（肉、魚、スナック菓子、脂っこいもの）
・アレルゲン物質（小麦、牛乳、ヨーグルト、チーズ、卵、トマト、ナス、じゃがいもなど他100種類以上のアレルゲン）

これらをとりすぎると、確実にアトピー、アレルギーが酷くなっていくと私は考えています。

まず、タンパク質、糖分、脂質の過剰摂取は、「血液の酸化」に大きく関係があります。**「血液の酸化」＝「病気」**につながります。

次に、アレルゲン物質は（最近では、アレルギーを持った方が急増し、死に至るようなニュースもありましたが）もともと生まれつき、ある特定のアレルギーに対して拒否反応があるか、もしくは、食べすぎたことにより、許容範囲を越して拒否反応が起こり、アトピーやアレルギーにつながっているのです。

・塩分（塩）

そして、塩分。これは、直接アトピー、アレルギーに関係しているわけではありませんが、味の濃いものばかり食べていると、あらゆる病気を引き起こす原因になり、体が塩分で固くなってしまい、例えば、皮膚や、血管が硬くなり、治りづらくなっていくのです。

[とりすぎたくない栄養価]

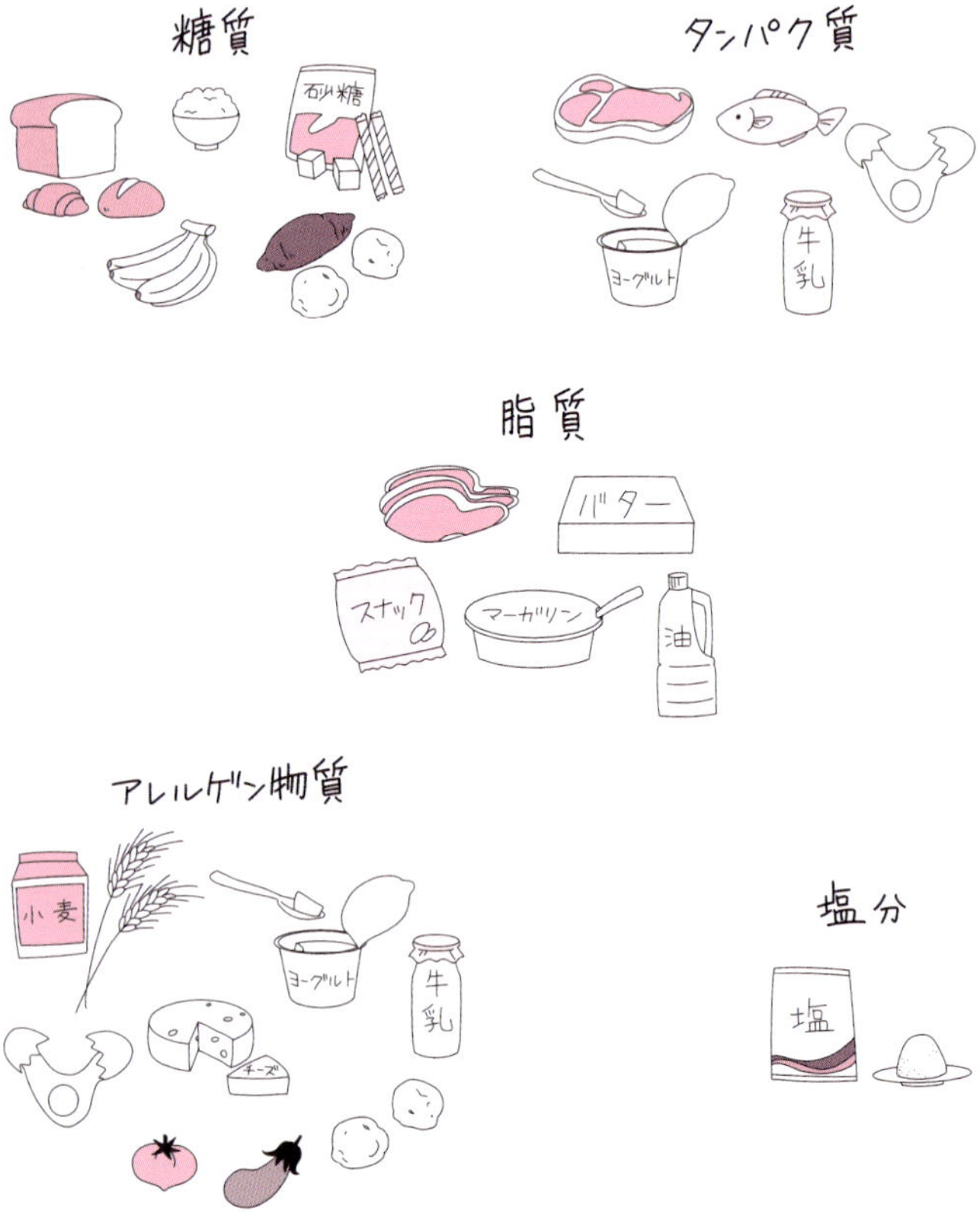

そして、これらの栄養価と別に、化学物質がさらに問題を大きくしています。アトピーやアレルギーの原因となる食べ物に入っている化学物質とは何か?

・農薬のついた野菜、穀物(米や小麦など)
・化学肥料を使った野菜、穀物(米や小麦など)
・化学調味料(食品の裏に書いてあるアミノ酸、増粘剤、着色料、ソルビンなど)
・肉や、魚、卵、牛乳、ヨーグルトなどから入る動物に使われている成長ホルモン剤など
・その他、保存料など

これらを見てどう思いますか? もう何を食べていいか分からなくなりますよね?

はっきり言って、今の世の中は、病気になるための社会になっています。人々がキレイな食べ物、腐らない食べ物、便利さを追い求めた結果、社会はここまで汚染されました。現代では、あなたが1年間料理をまったくしなくても、生きていける世の中

です。コンビニ、外食、宅配、通販など、いくらでも便利な食べ物を食べることができます。そうした結果、グルメ志向が強くなり、栄養のとりすぎ、そして化学物質が増え、病気が増えているのが現代です。

そして、**間違った生活習慣**です。

これまで、食生活についてお話ししてきましたが、さらに健康になるためには生活習慣も一緒に見直していくと良いのです（もちろん、今お話しした食生活だけでも正すだけで、かなり大きな変化が起こります）。ここで簡単に生活習慣についてもお話ししておきましょう。

健康になるために必要な生活習慣には〝**7つの黄金の生活習慣**〟があります。

・手料理をする。
・早寝早起きをする。
・なるべく同じ時間に食べる（規則正しい生活）。

- ストレッチ、軽い運動をする。ウォーキングなど。
- 気の合う仲間、友達とお話をする。
- 旅行、音楽、登山など、何でもいいので趣味を持つ。
- 1日を振り返り、日記や手帳を書く。

これらは、私がカウンセリングをするときに、食事指導や、人生の悩み相談と一緒に見ている部分です。これらができていると、確実にアトピー、アレルギーが改善していきます。もちろん、先にお話しした食事と合わせてです。

あなたの今の生活習慣と比較してどうでしょうか？

[健康になるために必要な生活習慣]

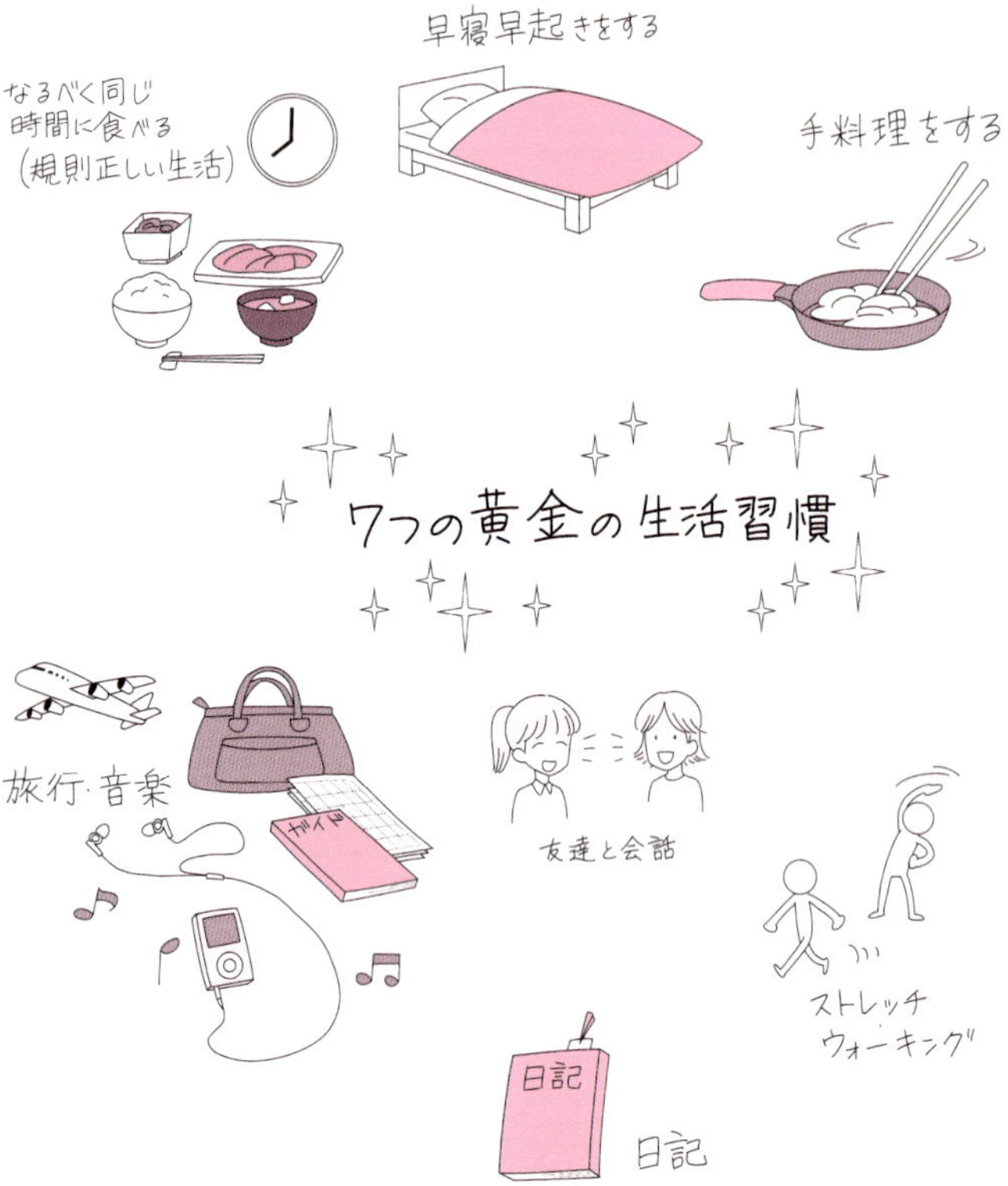
早寝早起きをする
なるべく同じ
時間に食べる
(規則正しい生活)
手料理をする
7つの黄金の生活習慣
旅行・音楽
ガイド
友達と会話
ストレッチ
ウォーキング
日記
日記

さて、ここまで聞いて、「食生活も生活習慣も変えられない！　無理だ」なんて思った方もいたのではないでしょうか？

無理だと思って諦めたら、そこで終わりです。改善の余地がありません。

しかし、あなたは誓いましたよね？　コツコツ努力していくと。

何も、一気に全部変える必要はないのです。もちろん、一気に変えれば、結果も早いですが、焦って転ぶより、コツコツ着実に進んでいきましょう。

どのように変えていけばいいのかは、第2章でご説明していきます。

過食、甘いものはやめられる！

突然ですが、あなたは、毎日過食ぎみだと思いますか？　もしくは、過食症、つまり食べては吐いてを繰り返したり、食べることが怖い拒食症になった経験がありますか？

あるいは、毎日甘いものがやめられないですか？　例えば、毎日、チョコレート、

ケーキ、クッキー、パンなど、習慣的に食べていますか？（この中の1つでも同じです）

なぜ、こんな質問をするかというと、今まで私がアトピー、アレルギーの方々をカウンセリングしてきて、この悩みが大変多かったからです。

「甘いものがやめられない。毎日、チョコレートを食べている」と言った声が多いのです。

甘いもの、つまり砂糖は、確実にアトピー、アレルギーの原因になります。これをやめられないと、本当に改善することは不可能と言っても過言ではありません。

また、砂糖はアトピー、アレルギーだけでなく、様々な病気の原因です。特に、アトピーでも、顔や、首、上半身に酷く症状が出る方は、砂糖が大きな原因になっている可能性が高いのです。

［砂糖の過剰摂取によって可能性がある病気］

・アトピー、アレルギー

・花粉症
・爪の弱化（爪が割れるなど）
・髪の毛の弱化（切れ毛、枝毛、くせ毛など）
・虫歯
・生理痛、生理不順、不妊
・頭痛
・精神不安、うつ病
・糖尿病
・骨粗しょう症

先に原因をお話ししますが、過食、甘いものがやめられない多くの理由は、2つあります。

1つは、**「食事バランスの乱れ」**。2つ目が、**「メンタル（心）の問題」**です。

「食事バランスの乱れ」は、例えば、お米を食べない、パンばかり食べている、お菓子ばかり食べている、野菜が足りない……など、食事バランスが乱れていると、血糖値も乱れ、精神状態が乱れるので、それを補おうと、甘いもので血糖値を上げようとするのです。もしくは、バランスが乱れ、過食気味になり、体や心を安定させようとしているのです。

こういった方は、食事を正しくすれば、すぐにやめられます。悩む必要はありません。

次に、「メンタル（心）」の問題です。

おそらく、自覚していないかもしれませんが、過食や甘いものがやめられない人は、毎日とてもストレスを感じて生きています。孤独感、誰にも自分の悩みを話せない、理解してもらえない、家族の問題、職場環境、学校環境、子育てなどなど、共通しているのは、孤独感です。

この解決方法は、誰か自分の悩みを打ち明けられる相手を見つけ、そして一緒に解決方法を考えてくれる相手がまず必要です。もし、まわりにいなければ、私のようなカウンセラーの力を借りることがいいでしょう。

1人で解決することは、大変難しいことです。しかし〝自分が1人ではないのだ〟と感じられたとき、必ずやめられることができます。実際に私は、10年間の過食症が治った人も、甘いものに依存し続け、毎日菓子パンを7個も10個も食べる人が治ったのも見てきました。共通しているのは、メンタル（心）が変わったのです。

そして、同時に変えるべきものが、**「食生活」**です。

とはいっても、急に過食や甘いものをやめようと思わないでください。急に食事を変えようと思わないでください。なぜなら、完璧に急にできるわけもないのに、やろうとしてできなかったとき、確実に落ち込みます。自己嫌悪になります。

まず、一歩ずつです。コツコツです。いつかその努力が、1段、2段と積み上げられ1000段になったとき、やめられるのです。ただし、5段や6段で諦めてしまったら、何も変わらず終わってしまいます。

さあ、コツコツ積み上げましょう。まずは、できるところから。食生活や生活習慣を1つでいいので、変えてみるのです。例えば、スナック菓子を食べるのをやめてみるでもいいですし、なるべく同じ時間に食べるようにしてみるでもいいですし、何か

1つでも自分にできるところから変えてみましょう。

そして、できれば定期的に、自分の悩みを打ち明けられる相手とお話しをしてほしいのです。そうすれば、必ず過食や甘いものはやめられます。

過食と甘いもの、まさにこの2つは、**「現代の贅沢病」**です。

コンビニやスーパーが24時間空いていなければ、手に入らないのでいいのですが、現代は誘惑が多すぎて、このように自分を止められなくなってしまう方も多いのです。

もし、あなたがそうだとしても大丈夫です。必ず、卒業できる日が来ます。まずは、できるところから食生活を正し、悩みを打ち明けられる相手を見つけましょう。私のようなカウンセラーにお話ししてみるのも良いでしょう。

薬、ステロイドのリスク

あなたは薬を使ったことがありますか？

おそらく、現代で薬を使ったことがない方はいないでしょう。頭痛、腹痛、下痢、生理痛、胃もたれ、怪我、皮膚の乾燥など、現代社会は薬なしでは生きられないくらい、私たちの生活に密着しています。即効性があり、ただ飲むだけで、塗るだけでその効果を感じることがあります。しかし、その状態がいつまでも続くとは限らないのです。つまり、薬の効果を感じられなくなる日が来る可能性があるのです。

あなたは、初めて薬を使った量よりも、どんどん使う頻度、使う量が増えた経験はありませんか？

恐ろしいことは、私たちの体は、良くも悪くも慣れていく性質があるのです。つまり、薬の効果に慣れてしまい、どんどんと強い効果を求めるようになり、薬を使う頻度、使う量が増えていくことがあるのです。これが一番恐ろしいことです。

薬には、副作用があることをあなたは知っていますか？

副作用というのは、何か痛みに作用するが、それに伴い副作用、つまり必要のない作用もあるということです。例えば、胃もたれや吐き気、発熱など、作用してほしくないところで作用する場合があるのです。

もちろん、副作用を感じない場合もあります。しかし、感じていても、感じていなくても、副作用は必ずあなたが気づいていないところで起こっています。なぜなら、どこかの不調を治すために、その代償として様々なあなたの臓器を傷つけているからです。

例えば、もしあなたががんになったときに、おそらくは使うであろう抗がん剤。抗がん剤の副作用は恐ろしいものです。吐き気、脱毛、白血球の減少など、抗がん剤に勝てば生きられるかもしれませんが、抗がん剤に耐えられないと死に至ることもあるのです。

では、アトピーや、肌荒れ、様々な皮膚炎治療に使われているステロイドはどうでしょう?

私は、過去にステロイド使用を10年以上全身に使っていた方をたくさん見てきましたが、このような症状の方がいました。

［ステロイド使用の副作用だと思われる症状］

・脱毛、円形脱毛症
・毛が濃くなる
・皮膚が黒くなる
・皮膚が薄くなる、シワっぽくなる
・肝臓が悪くなり、顔色が黒くなる
・腎臓が悪くなり、おしっこが出なくなる
・失明、白内障

私は医師ではありませんので、これらの症状が100％ステロイドの副作用ですとは言えません。しかし、今まで私が見てきた経験からは、高い確率でステロイドの副作用だと言えます。

そして、共通して、「最初はステロイドを使い、痒みが止まっていたが、そのうち効かなくなっていった」と言うのです。なぜ、そのような方たちが私のところで「食事でアトピーを治したい」と言ってくるのか、それは薬が効かないからです。もしくは、薬の恐ろしさを感じてきたからです。

あなたは、薬が効かなくなってしまうまで、薬を使い続けるのでしょうか？

［ステロイドの副作用］

＜ステロイドの副作用だと思われる症状＞

- 毛が濃くなる
- 脱毛・円形脱毛症
- 皮膚が薄くなる
- 皮膚が黒くなる
- シワっぽくなる
- 腎臓が悪くなり、おしっこが出なくなる
- 肝臓が悪くなり、顔色が黒くなる
- 失明・白内障

では、ここで、ステロイドがどんなものなのか簡単にお話ししたいと思います。

ステロイド、正式には「副腎皮質ホルモン剤」です。現在では、アトピーや肌荒れの他、ぜんそくや、花粉症の治療にも使われています。ドラッグストアには、ステロイド入りの目薬も売っています。一度は誰でも使ったことがある可能性が高いのです。


しかし、これを長期的に使うと確実に副作用で悩まされるでしょう。特に、小さいお子さんから使うと、大人になるにつれ、その副作用で悩む方が大変多いのです。

副腎皮質ホルモン剤のことを、私は別名**「人工のステロイド」**と呼んでいます。これと反対に、人間の自然治癒力を**「天然のステロイド」**と呼んでいます。

なぜでしょうか？　それには〝ステロイドとは何なのか？〟を知る必要があります。

実は、ステロイドは、私たちの体の中で作れるものです。転んで擦り傷が足に出来たとき、ほっておいても、かさぶたが出来、治っていきますよね？　それが、天然のステロイドの力です。つまり、自然治癒力。

しかし、体の中に毒素が溜まりすぎると、天然のステロイドでは追いつかなくなります。また天然のステロイドの効果も弱くなっていきます。これが、免疫力の低下です。そこで、人工のステロイドを使うことになるのです。

つまり、順番はこうです。

[ステロイドが効かなくなっていく流れ]

①「食事」「環境」「ストレス」により、体内に毒素が溜まる。
②あなたが、軽いアトピー、アレルギーになる。
③あなたの体の中の天然のステロイドが出て、症状が軽減される。
④「食事」「環境」「ストレス」により、さらに体内に毒素が溜まる。
⑤アトピー、アレルギーの症状が重くなる。
⑥あなたの体の中の天然のステロイドで効かなくなる。
⑦人工のステロイドを使う。
⑧一時的に症状が抑えられる。
⑨「食事」「環境」「ストレス」により、さらに体内に毒素が溜まる。

⑩さらに、アトピー、アレルギーの症状が重くなる。
⑪人工のステロイドを使う。
⑫症状が抑えられなくなる。

たいてい薬が効かなくなっていく方は、①～⑫の流れを経験しています（もちろん、産まれたときから体の中に毒素が溜まっていて、産まれたときからステロイドを使っている赤ちゃんもいます）。

この流れを見て分かる通り、人工のステロイドでは一時的に症状を抑えられても、「食事」「環境」「ストレス」を変えない限り、つまり生活習慣を変えない限り、根本の解決にはならないのです。根本を解決しない限り、病気が治ったとは言えません。

すべては、「食事」「環境」「ストレス」から始まっています。この3つを無視し続けてきた結果、体内に毒素が膨大に蓄積し、八方塞がりになってしまった結果をたくさん見てきました。

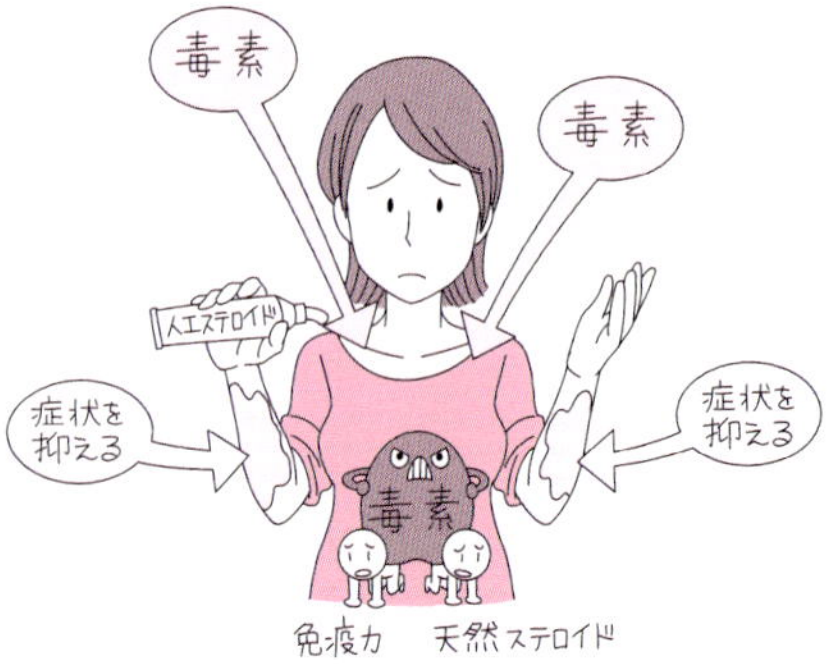

[人工のステロイドで一時的に症状が抑えられる]

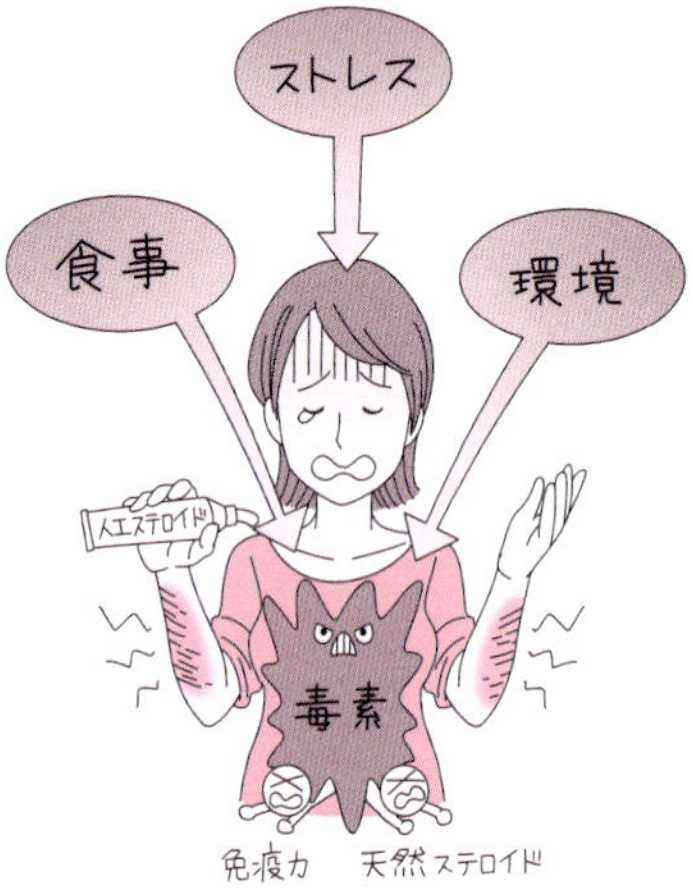

[症状が抑えられなくなる]

あなたには、絶対にこのような状態になってほしくないと思います。もし、すでになってしまっているとするなら、「食事」「環境」「ストレス」を対策していくのです。痛み、痒みから逃げていても、根本を解決しない限り、最終的に逃げ切れないのです。

薬には、リスクがあります。痛みや、痒み、炎症を止めてくれる、抑えてくれることはできます。しかし、根本から治してくれるわけではないのです。薬の効果を見てください。**「抑える」**と書いてあるはずです。「治す」とは違うのです。

昔から日本や世界には、**「医食同源」**という言葉あります。つまり**〝食事が薬〟**という考えです。

薬は、最終手段です。緊急な時に使うものであって、長期的に頼っていくものではありません。長期的に薬を使うことは、薬に頼らないと生きていけない体を作っていくことです。薬に頼れば頼るほど、自分の免疫力は低下し、薬なしでは生きていけなくなってしまいます。

ステロイドの恐ろしさを知り、**「脱ステ」**を経験する方も多いのです。「脱ステ」とは、ステロイドの使用を止めることです。しかし、とても辛い症状が待っています。

なぜなら、あなたの体の毒素の集大成を体験することになるからです。今までの「食事」「環境」「ストレス」の毒素が蓄積、そして、薬による化学物質も体内に蓄積され、さらに今まで薬に頼ってきた結果、免疫力も一番低くなっている状態です。そこでステロイドで症状を抑えることを止める。

どんな状態が待っていると思いますか？

ひと言で言うなら**「一番最悪な状態」**です。毒素はたくさん溜まっているけれども、自分で治すこともできない。

では、これからどうしていけばいいのでしょうか？

あなたが今、薬やステロイドに頼っている生活をしている、あるいは、これから薬やステロイドを使用しようと思っているのなら、一度立ち止まり、その他の方法で根本から治す方法があるのだということを知ってください。人間は、薬無しで、病気知らずの健康的な体になれるのです。

食事の無限の可能性〜アトピー、アレルギー、花粉症、生理不順

あなたは、薬やステロイドの真実を知り、今の体の状態、生活習慣について深刻に考えたかもしれません。そして「今の状態を変えることは難しい。大変だ」と思ったかもしれません。

しかし、方法はとてもシンプルです。大切なのは〝**あなたの将来をどうしたいか？**〟ということです。

あなたの将来は、このまま不調に悩む将来なのでしょうか？　それとも、健康的で美しい元気な体と心を手に入れることなのでしょうか？

薬に頼っていても、体と、心の中から健康的になるのは不可能です。なぜなら薬は、先ほどお話ししたように〝治す〟のではなく〝抑えている〟からです。

そして、薬のある生活は、不自由です。あなたの行動や、心も抑えられるでしょう。やりたいことも自由にできない。病気も薬で抑えられますが、あなたの人生も抑えら

れてしまうでしょう。私の人生もそうでした。薬で抑えられてきました。

しかし私は、そんな人生から脱却し、健康な心と体、そして、幸せな人生を自分の手で掴み取りました！ 自信を持って、病気とさようならしたのです。

今、私は毎日、夢、希望、勇気、自信、自由、愛、楽しみに溢れています。これこそ、健康です。あなたにも、ぜひ体感してほしい。毎日、夢や希望に溢れる毎日を。

そのためにも、ぜひ〝**食事の無限の可能性**〟を感じてみてください。

私は今まで、あらゆる不調に悩まされた方々が、健康になり、ハッピーになる姿を見てきました。

- アトピー
- アレルギー性結膜炎、皮膚炎、鼻炎、蓄膿症
- 花粉症
- ニキビ、肌荒れ
- 生理痛
- うつ病、そううつ
- パニック症、顔面赤面症、多汗症
- 過食症、拒食症
- ダイエット、セルライト
- 目の下のクマ

・ぜんそく
・ガングリオン
・冷え性
・便秘
・食べ物アレルギー
・生理不順
・無月経
・不妊症
・子宮内膜症
・子宮頸がん、子宮筋腫

・不眠症
・肩こり
・くせ毛、枝毛、抜け毛
・むくみ
・ヘルペス、ものもらい
・体臭、ワキガ
・イボ、ホクロ、シミ、そばかす、シワ
・ドライアイ
・視力
・虫歯

実際に、以上のような不調に悩まされていた方が食事によって症状が改善されているのです。また、これら以外の症状の改善が見られた方も数多くいらっしゃいます。

〝諦めない気持ち〟が、毎日の食事を変える原動力になり、実際に病気が治るのです。

現在、特に女性の病気が急増しています。乳がん、子宮がん、不妊など、このような病気が大昔から騒がれていたと思いますか？

まさに、現代病。「食事」「環境」「ストレス」が産みだした生活習慣病です。ポジティブに言い換えると、生活習慣を変えれば治るのです。

そして私は、「食事」「環境」「ストレス」の中でも、一番変えやすい、改善しやすい、食事の効果に〝無限の可能性〟を感じているのです。

人生で一番価値のあるもの、それは健康という自由だと私は思うのです。

さあ、あなたもさっそく始めましょう！　健康的に、元気に、最高に楽しい人生を送りましょう！　人生一度しかないのですから。

CHAPTER 2

第2章

ツルツルキレイにするための
食事バランス
「アトピーキュアレシオ」

毒素（老廃物）を体内から排出して体の中からキレイになる！

ここからは、具体的にどうやってアトピーやアレルギーを治していくかのお話に入ります。

第1章では、なぜアトピーやアレルギーになってしまったのか、なぜ治らないのか、今のあなたを作っている理由が分かったはずです。現状を理解したら、次は対策です。

アトピーという問題が起きたら、問題の原因を知り、そして正しい対策をし、改善していくことが大切です。多くのアトピーやアレルギーの方々は、原因が皮膚の問題だと思い込み、薬を使っています。しかし、真実は、アトピーは、「食事」「環境」「ストレス」が原因となり、体の中に毒素が溜まっていたことから来ていたのです。

つまり、アトピーやアレルギーを治すための唯一の道は、**体の中に蓄積した毒素を出すこと。**とにかくこれに尽きます。もっと説明すると、体の中にこれから入れるものには、毒素を入れず、今体の中に蓄積している毒素をすべて出してしまえば、体の中はクリーンになり、毒素が空になるのです。

体の中とはつまり、血液や臓器のことです。肝臓、腎臓、血管、子宮、小腸、大腸、肺など、あなたの目には見えませんが、体の中には臓器があり、そこに、今まで何十年も蓄積された毒素が溜まっています。これを排出することが、最高の健康法なのです。

私たちは、普通の生活をしているだけで、様々なところから毒素が入ってきてしまいます。もちろん、大自然に住み、ストレスがない生活に切り替えたら別です。しかし、現実的には難しいことです。

これからの時代をたくましく生きていくには、毒素は入ってきても、出す！左から右へ通り過ぎていくように、毒素が入ってきても、出していけばいいのです。

そのためには、これから後にお話しする**「アトピーキュアレシオ」**が重要です。「アトピーキュアレシオ」という食事バランスで食べることが、毒素を排出する方法なのです。

［アトピーやアレルギーになる負のスパイラル］

①日々「食事」「環境」「ストレス」が原因で毒素が蓄積する。

②アトピー、アレルギーが発症する。

③薬を使用する。

④アトピーを繰り返す。

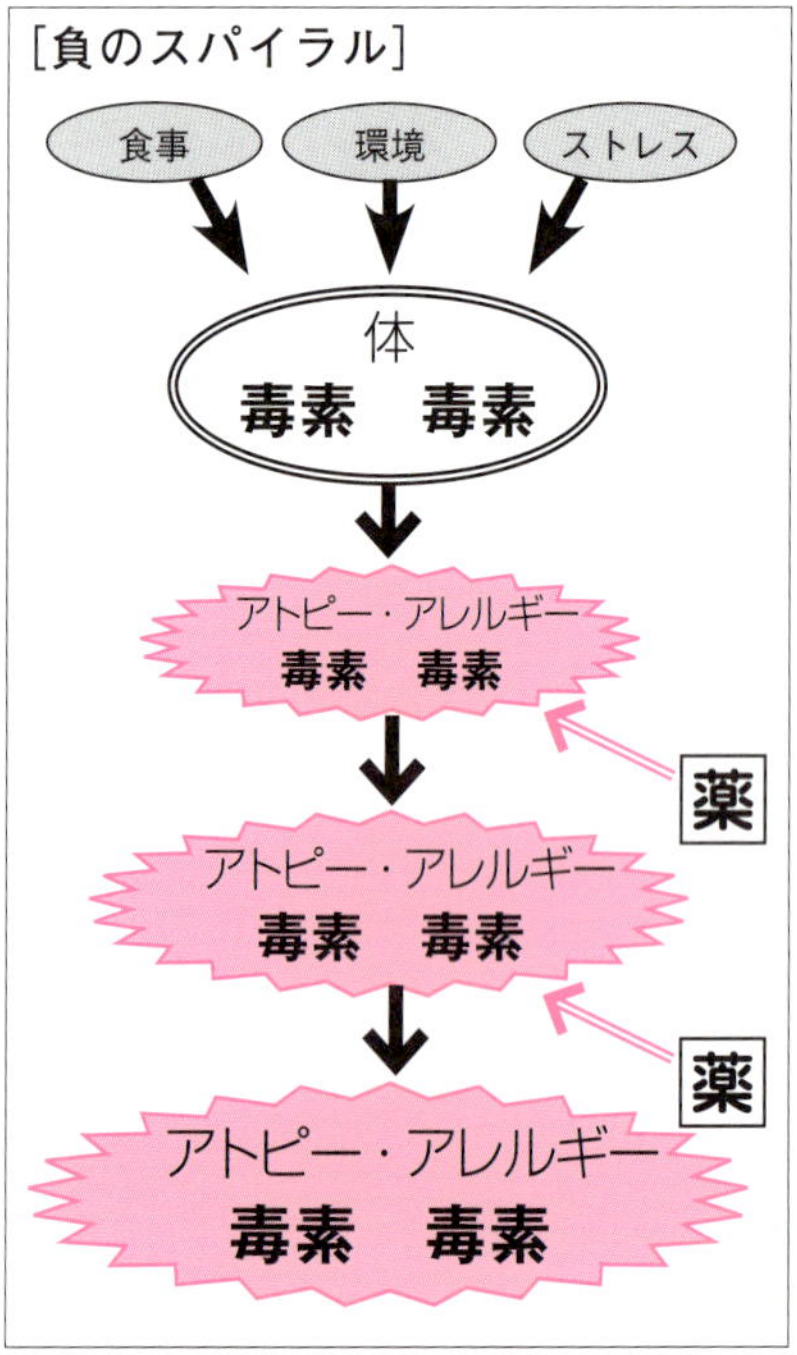

［アトピーやアレルギーが治る正のスパイラル］

①日々「食事」「環境」「ストレス」が原因で毒素が蓄積する。
②食事バランス「アトピーキュアレシオ」で対策し、体内の毒素を出していく。
③今まで蓄積していた毒素が出ていく。
④日々「アトピーキュアレシオ」を実践し、毒素が入っても蓄積せずに出ていく。
⑤毒素が常に蓄積せずに、健康な生活ができる。

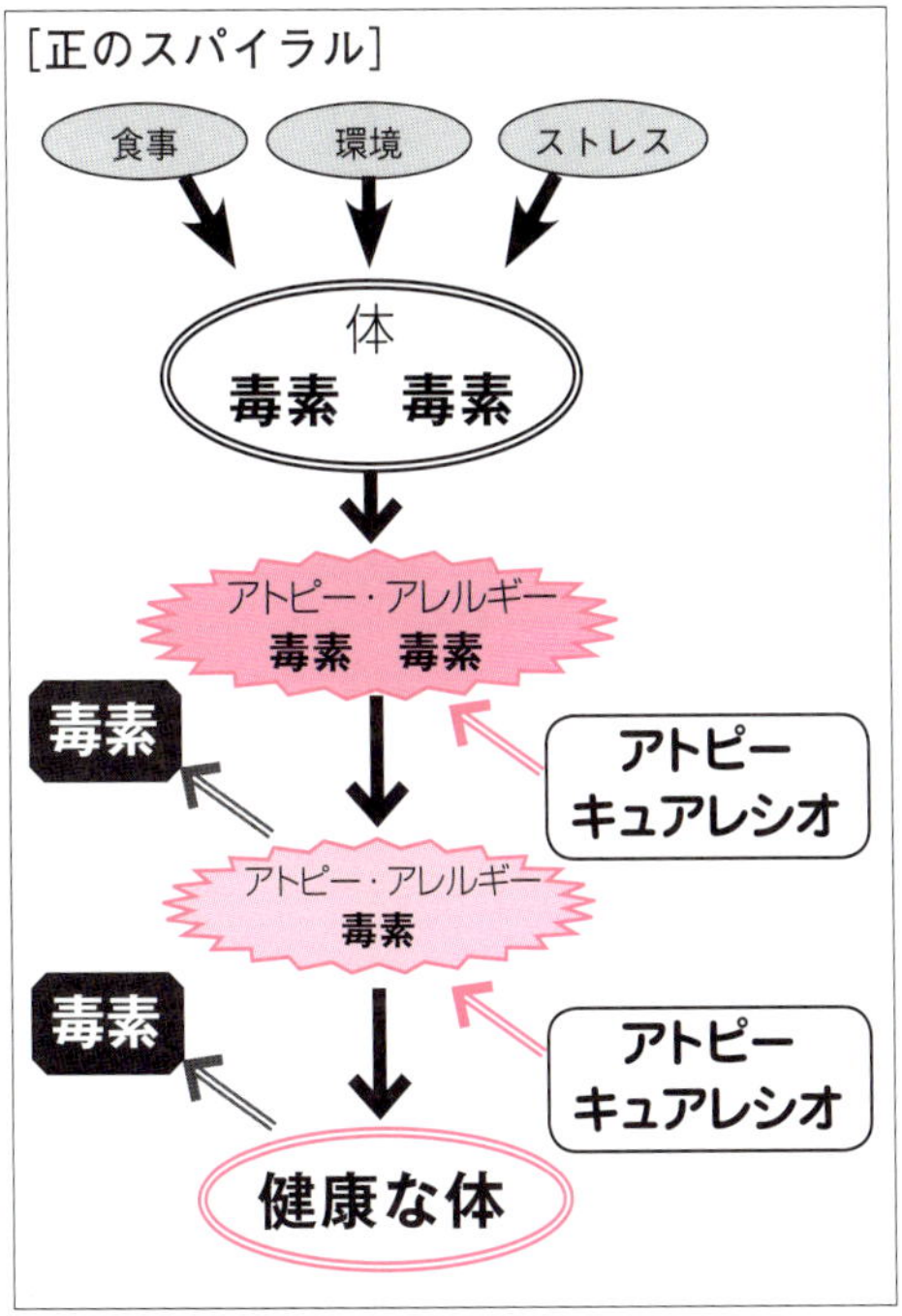

この考え方は、とてもシンプルなものです。蓄積した体内の毒素を出す。

私たちは、日々何気なく生活しているだけで、「食事」「環境」「ストレス」により、体内に毒素が蓄積していきます。その結果、少しずつ免疫力を低下させ、病気へと発展していくのです。

最初の前兆は、ただの疲れ、だるさ、肩こり、眠気、やる気が起きないなど、病気とは言えない、ちょっとした不調のようなものから始まってきます。誰しも、急に大きな病気になるわけではないのです。

つまり毎日、自分の体調を管理していれば、ちょっとした不調にもすぐに対策が取れるので、大きな病気にまで発展することはないのです。

これは、病気は薬で治すという世の中の常識とはまさに正反対な考え方です。最初は、理解できない方も多いでしょう。

まず、一般的には、アトピーやアレルギーになると、栄養失調のように思われる方も多いことでしょう。「ビタミンが足りないのではないか、タンパク質が足りないのではないか」と考える人も少なくありません。ビタミン剤を処方された経験のある方も多いでしょう。実際に私も、この食事（アトピーキュアレシオ）と出会う前は、乾燥肌だった自分の肌は、「栄養が足りていない、油が足りていないのではないか？」と思っていました。

それは大きな間違いでした。それどころか、真実は過剰摂取、つまり**栄養のとりすぎ**だったのです。

確かに、野菜不足で、実際ビタミン不足の方々がほとんどです。しかし、タンパク質が足りないというのはあり得ないことです。毎日、肉や、魚を食べる人でもアトピーやアレルギーになります。もしタンパク質が足りないことが原因だとしたら、昔の人たちはどうでしょう？　現代人のように牛丼、とんかつ、寿司、オムレツなど食べていないのに、現代ほどアトピーやアレルギーになっていたでしょうか？

現代人の方が確実に世界各国の肉や魚を食べることができ、豊かな食事ができる時代です。ビタミン不足はあったとしても、栄養不足がアトピーやアレルギーの原因とは考えられないのです。

アトピー、アレルギーを治すためにやるべきこと。それは、**「体内に蓄積した毒素を出すこと」「栄養を過剰摂取しないこと」**この2つにあるのです。

私は、体の毒素を出すことを、**「排毒」**と呼んでいます。

あなたが産まれてから今までの食生活や、生活習慣を振り返ってみましょう！　たくさん毒素が溜まっている方は、少し時間はかかりますが、コツコツ出してリセットに向かっていきましょう！

そう、この方法は、コツコツ努力し、継続し、本気で人生を変えたい人にやっていただきたい方法です。

中には、「毒素がどのくらい出るのか怖い、心配だ」と言う方もいらっしゃいます。

排毒には、どんな毒素が溜まっているか、どのくらい溜まっているかによっても、様々な種類があります。

［アトピー・アレルギーを治すためにやるべき2つのこと］

- 体内に蓄積した毒素を出す
- 栄養を過剰摂取しない

［排毒のよくある症状］

・痒み
・皮膚の皮剥け、膿、腫れ
・ニキビ
・鼻水、くしゃみ
・咳
・発熱
・しびれ
・頭痛
・だるさ
・食欲不振
・体重の低下
・便秘、下痢
・生理の停止

排毒の症状を聞き、怖いと思ったかもしれません。しかし、**排毒をしないと、今のアトピー、アレルギーも治らない**のです。

排毒は何もずっと続くことではありません。あなたの体内に蓄積していた毒素が出る時にときどき起ったり、1週間、1か月など続く方もいます。排毒の症状は、出方が弱い方もいれば、強い方もいます。それは、もともとどのくらい体の中に毒素が蓄積しているか、代謝が良いか、悪いかによっても様々です。

ただ、排毒が何も起きないということはありません。なぜなら、今アトピー、アレルギーで悩んでいる理由は、**毒素が蓄積しているから**です。何も起きないというのは、治らないことと同じことです。

私のまわりでは、排毒が起こると「排毒おめでとう！」という言葉を掛け合います。「毒素が出て良かったね！　これで、さらに健康になるね！」という意味です。

よくも悪くも、体は慣れてきます。それは、病気の状態に体が慣れるということです。長年毒素を溜め込んできた結果、なかなか毒素が出ない方も多くいらっしゃいます。例えば、30年以上アトピーなど、毒素を放置していると、毒素が体と一体化し、アトピーから離れられなくなってくるのです。

もちろん、そんな方でも排毒することはできます。そして必ず治る日も来ます。しかし、時間がかかるのです。そうならないためにも、アトピー、アレルギーなどあらゆる病気は、早く発見し、早く行動し、治していくことが大切なのです。

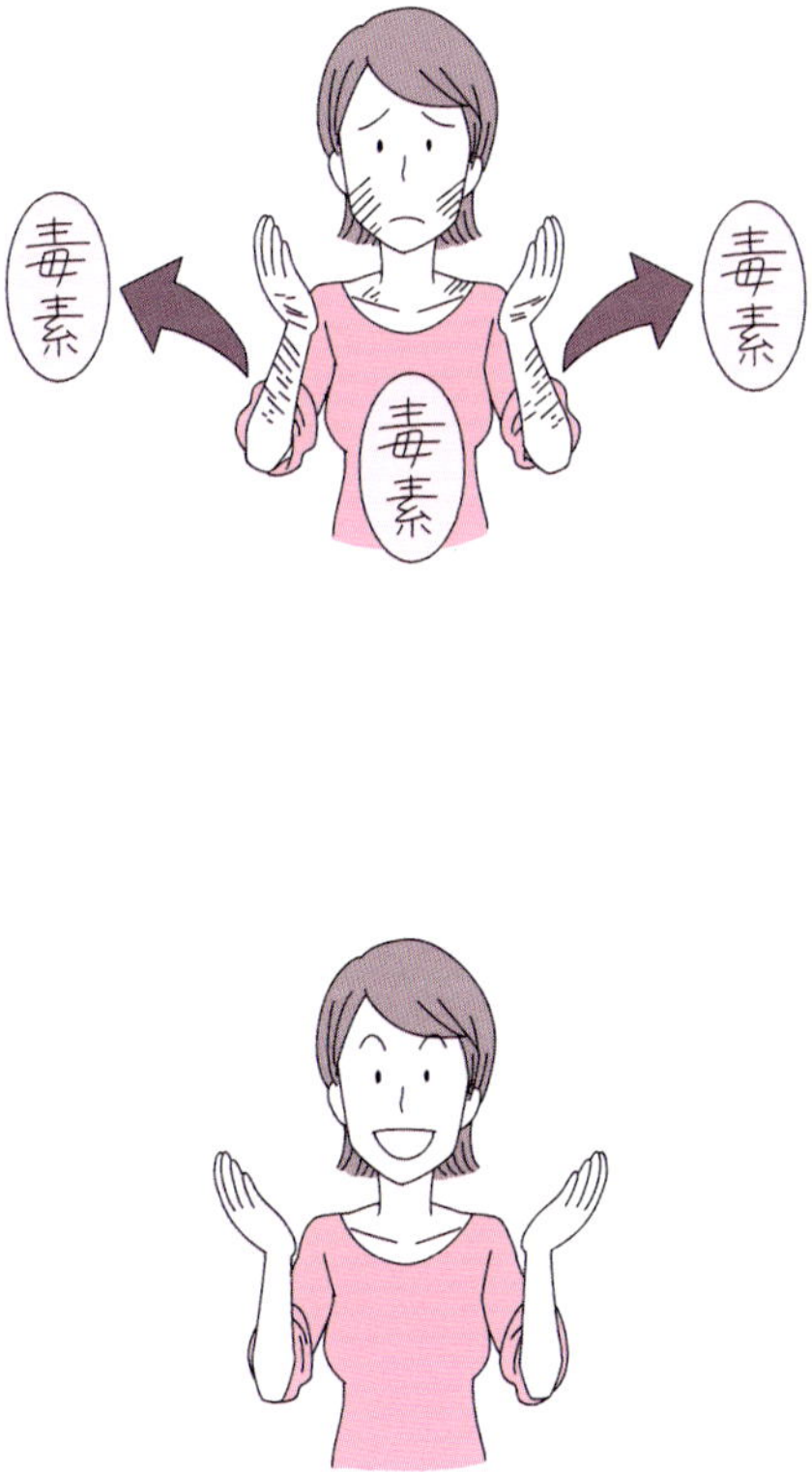

[排毒してツルツルキレイに！]

心の底から本当に健康になりたい方は、これから少しずつ、体の中の毒素を排出し、リセットしていきましょう！　赤ちゃんのようなツルツルキレイなお肌に生まれ変われるのです！

必ずアトピー、アレルギーは、自分で治せるものです。諦めたらそこで終わりです！　さあ、リセットして体の中から元気になりましょう！

「マクロビオティック」とは？

「マクロビオティック」をご存じですか？

あのマドンナが実践していたことで、一時ブームになり、ハリウッドスターや日本の芸能人の中でも実践者が増え、耳にしたことがあるかもしれません。

最初にお話ししておきますが、私の指導している食事法は、玄米食ですが、「マクロビオティック」とは少々異なるものです。しかし後でご説明する「アトピーキュアレシオ」をご理解いただく上でも「マクロビオティック」を知っておいていただきたいので、ここで簡単にご説明しておきましょう。「マクロビオティック」の知識とともに、マクロビオティックと「アトピーキュアレシオ」はどのように違うのか？　お話ししたいと思います。

まず「マクロビオティック」とは何か？

マクロ（大きい）ビオ（生命）ティック（方法）、この言葉の語源はギリシャ語の「マクロビオス」で、日本語で直訳すると、「大きな生命の方法」または、「生命体長寿法」

などと訳されたりしています。
マクロビオティックが勧める食事バランスは、伝統調味料を使用し、化学調味料、白砂糖を使用しない、野菜は有機野菜や無農薬のものを使い、肉や魚などの動物性を食べない、玄米菜食法です。

【マクロビオティックの定義】

・肉、魚、卵など動物性は極力食べない。
・白砂糖は食べない。
・野菜、穀物は、有機栽培もしくは、無農薬のものを選ぶ。
・全粒穀物を食べ、野菜も皮を剥かずに食べる。
・醤油、味噌などの調味料は、伝統製法で作られたものを選ぶ。
・「身土不二」―旬のものを食べる。
・「地産地消」―今住んでいる近くの土地のものを食べる。

私が実践しているアトピー・アレルギーが治る食事バランス「アトピーキュアレシオ」は、このマクロビオティックをベースに作られ、さらに改良したものです。

〝薬を使用せずに何とか生活の中でアトピーを治せないか〞と考えていた頃に私が出逢ったのが、このマクロビオティックでした。

それから私は1年ほどこのマクロビオティックを厳格に実践していました。その結果1年間で、今まで悩んでいた花粉症や便秘が完全に治り、アトピーも3か月ほどでとても改善されたのです。マクロビオティックの力にとても救われました。

ところが1年を過ぎた頃から、アトピーの症状が停滞したのです。もちろん、マクロビオティックを始める前よりは、ずっとアトピーの症状が改善され快適にはなりました。全身の乾燥、痒み、顔の皮剥けやひび割れなどは、だいぶ改善されたのです。

しかし、私が目指していたのは〝完治〞でした。マクロビオティックだけでは健康な皮膚からは、まだ遠いものでした。

そして、そこから私が見つけ出した方法が、「アトピーキュアレシオ」の食事バランスです。

間違ったベジタリアン、マクロビオティック、ローフード

現在では、マクロビオティックの他にも、ローフードや、ベジタリアン、ヴィーガン、アーユルヴェーダなど、健康や美容などを目的に、様々なスタイルの食事法があります。近年では、アメリカでブームになったことがきっかけで、日本でもモデルさんたちの間では、ローフードをよく聞きます。

では、アトピー、アレルギーを治すという観点から見たときには、どうなのでしょうか？

自分の体験と、これまでたくさんのアトピー、アレルギーに悩まされた方々を見てきて、一番大切なものが1つあります。

それは、**「バランス」**です。

私は、この「バランス」に着目し、徹底的に調べた結果、ベジタリアン、マクロビオティック、ローフードでもアトピーが治る可能性が低いことが分かりました。ここでは、この3つに関して簡単に説明したいと思います。

まず、思い出していただきたいのが、アトピーの原因の栄養価で、タンパク質、糖質、脂質、アレルゲン物質、塩分がありました。アトピーを治すためには、この栄養価の過剰摂取を避けることが必要です。

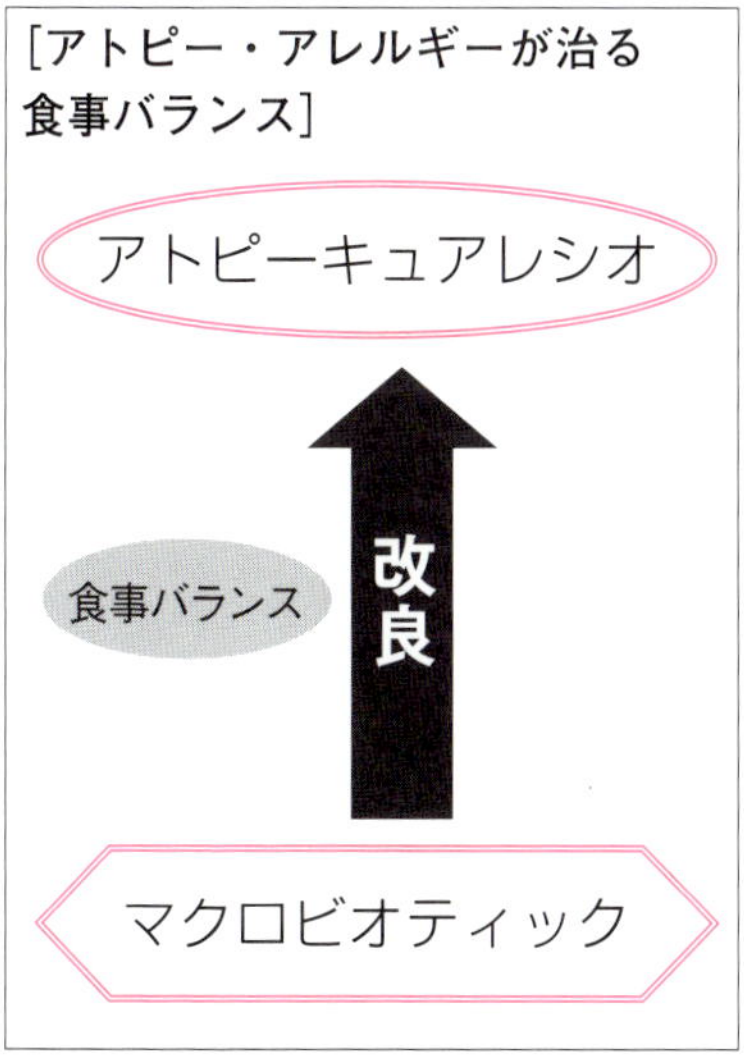

では、まずベジタリアンとは何か？　ベジタリアンとは、単に動物性を食べない人のことを言います。

私は、過去にベジタリアンを10年以上実践されている方で、アトピーが治らなかったり、不妊症が治らなかったりした方を実際に見てきました。ベジタリアンと言っても、単に動物性を食べないだけなので、食事バランスがその人の体に合っているとは限りません。熱帯性の果物を食べていたり、アボカドを頻繁に食べる。もしくは、辛い食事でスパイスが多い。また、コーヒーなどの常飲や、クッキー、パンなど粉ものを多く食べる。豆腐を頻繁に食べている。このような食事では、タンパク質や、脂質、糖質の他にも、刺激物が多く、一向にアトピーの症状は良くならないでしょう。

また、マクロビオティックでも、生野菜を食べない。玄米の食べる量が多い。豆や、豆腐など食べる頻度が多い。豆乳を飲んでいる。パンや、クッキーなど粉ものを食べる。葉野菜が少ない。梅干しや、鉄火味噌など、塩分が多いものをとる。このように、一見健康食に見えても、毒素を出すということにはつながらず、タンパク質や、糖質、塩分に偏っている場合があるのです。やはりマクロビオティック実践者でも、アトピーが治らない方をたくさん見てきました。

最後は、ローフード。ローフードとは、名前の通り、低い料理。つまり、温度が低い、加熱しない料理という意味です。

果物を多くとる。ナッツ類を頻繁に食べる。すべて生野菜。ローフードのパターンは、すべてが〝生〟なため代謝が悪くなり、冷え性が悪化し、排毒もしづらくなることや、アトピーの原因である脂質、糖分、タンパク質も多いのです。

もちろん、これらの食事が悪いわけではありません。ジャンクフードや、化学調味料たっぷりのコンビニ食をするよりは、ずっとずっと健康的な食生活です。ですので、健康食とは言えるでしょう。しかし、アトピー、アレルギーでお悩みの方は、健康食もももちろんですが、排毒し不調を治すことが先です。健康食と、病気を治す食事は別物だと私は考えているのです。病気にならないように予防していくのは、健康食です。

しかし、今病気があるものを治すことは、また別物なのです。

あなたに今一番必要なことは、**体に蓄積した毒素を排出すること。**排毒することなのです。

タンパク質過剰摂取の罠

タンパク質は、糖質、脂質、タンパク質の三大栄養素の1つです。タンパク質は、皮膚を形成するなど、私たちの体を形成する重要な役割を果たしています。

しかし、現代食は、**この三大栄養素の過剰摂取により病気が増えている**と私は考えています。牛肉、豚肉、鶏肉、魚介類、卵、牛乳、ヨーグルトなど、特にタンパク質が多い食べ物を、現代では豊富に食べています。

あなたは、産まれたときから肉を食べない日はありましたか？ 朝食は、ソーセージ、ハムやベーコン、卵、牛乳、ヨーグルト。昼食は、ラーメンに卵やチャーシューや、パスタにえび、たらこなど魚介類。ティータイムには、生クリームと卵をたっぷり使ったスイーツ。夜は、焼き魚や、コロッケに肉のミンチ、サラダに卵、野菜炒めに豚肉。こういった食事は、何も珍しいものではありません。多くの方々が、このような食生活でしょう。

特に、牛乳や卵は、目に見えない形で入っていることも多いのです。例えば、パン、ケーキ、パスタソース、マヨネーズ、揚げ物の衣、麺類、スープなど、見た目では分からない状態で、牛乳や卵をたっぷり使っていることが多いのです。酷い人になると（特に甘いものが好きな女性は）1日に卵を5個~7個食べている場合もあるのです。

現代の朝から夜までの食生活は、江戸時代、鎌倉時代、もっと遡ってみても、昔の人から見たら、贅沢な食生活です。そして、こういったものが今とても安く手に入り、誰でも簡単に贅沢な食生活ができるようになりました。その結果、がんや、高血圧、糖尿病、脳こうそくなど昔では聞かなかった病気が急増しているのだと思います。特に牛乳、卵のとりすぎが、今急増している乳がんや、子宮がんの原因になっていると私は考えています。

［タンパク質の性質］

・体内に蓄積する。
・過剰摂取により、蓄積できる許容範囲を超えると、体外へ排出する。
・冷えると固まり変形する。

・熱すると固まり変形する。
・体内に蓄積したものが、固まりとなり変形する。
・カルシウムと結合する。

では、これらを簡単に説明しましょう。

まず、**「体内に蓄積する」**というのは、例えば肉食動物を思い浮かべてください。ライオンや、チーターなど、完全に肉食ですが、毎日は食べていないのです。狩りができないと、週に1食なんてこともあります。

それでも、なぜ生きていけるのか？　タンパク質は、体内に蓄積できるからなのです。しかし、現在の人間のように、毎日3食食べていては、確実に過剰摂取で、体内にどんどん蓄積していってしまいます。この状態が進んでいくと、**「過剰摂取により、蓄積できる許容範囲を超えると、体外へ排出する」**へと変化します。

食べ物は口から入り、胃や腸で消化し、血液や、もしくは、様々な臓器で蓄積されます。さらに蓄積が進み、蓄積したものが許容範囲を超えると、目ヤニ、ホクロ、垢、痰、膿、おりものなどとなって排出されます。体内から出る排泄物は、タンパク質の過剰摂取のサインなのです。

「冷えると固まり変形する」「熱すると固まり変形する」。

これは例えば、タンパク質の代表的な食品である肉について言うと、肉は生の状態と、加熱した状態ではどうでしょうか？　加熱すると固く変形します。野菜は柔らかくなるだけですね。しかし、タンパク質は違うのです。

豆乳や、牛乳を熱するとどうなるでしょうか？　豆乳でしたら、湯葉ができます。牛乳も上に膜が張ります。また、鶏肉などを煮込み料理し冷やすとゼラチンができますが、ゼラチンもタンパク質の1つです。このように、冷えたり、熱したりすると変形するのがタンパク質の特徴でもあるのです。

体内でも同じことが起こっているのです。冷えたビールと、焼いた肉を食べること。アイスクリームなど、冷えていてタンパク質が多いもの。これは、体内で固まりを作ります。つまり、その結果、血液、臓器に何らかの病気を発症しやすくなるのです。

また、**「体内に蓄積したものが固まり変形する」**というのも、同じことで、冷やしたり、熱しなくても、蓄積していること自体で、ガンなどのリスクが高くなるのです。

最後は、**「カルシウムと結合する」**です。タンパク質は、単体で体の中を動いてるわけではありません。カルシウムとセットで動くことが多いのです。

つまり、どういうことが起こるかというと、タンパク質が過剰摂取になり、体外へ排出するときに、カルシウムもタンパク質と一緒に体外へ出て行ってしまうのです。これが、私は、骨粗しょう症の原因の1つでもあると考えています。最近では、子供がすぐに骨折してしまうのもこのことが関係していると思います。

それ以外にも、イライラする。集中力がない。このような症状もカルシウム不足が原因の1つです。カルシウムが少ない食生活をしていることもあるでしょうが、実はタンパク質の過剰摂取が原因で、カルシウムが体の外へ出て行ってしまっている可能性があることを忘れてはいけません。

タンパク質は、必要な栄養価ですが、その過剰摂取と質が問われているのです。

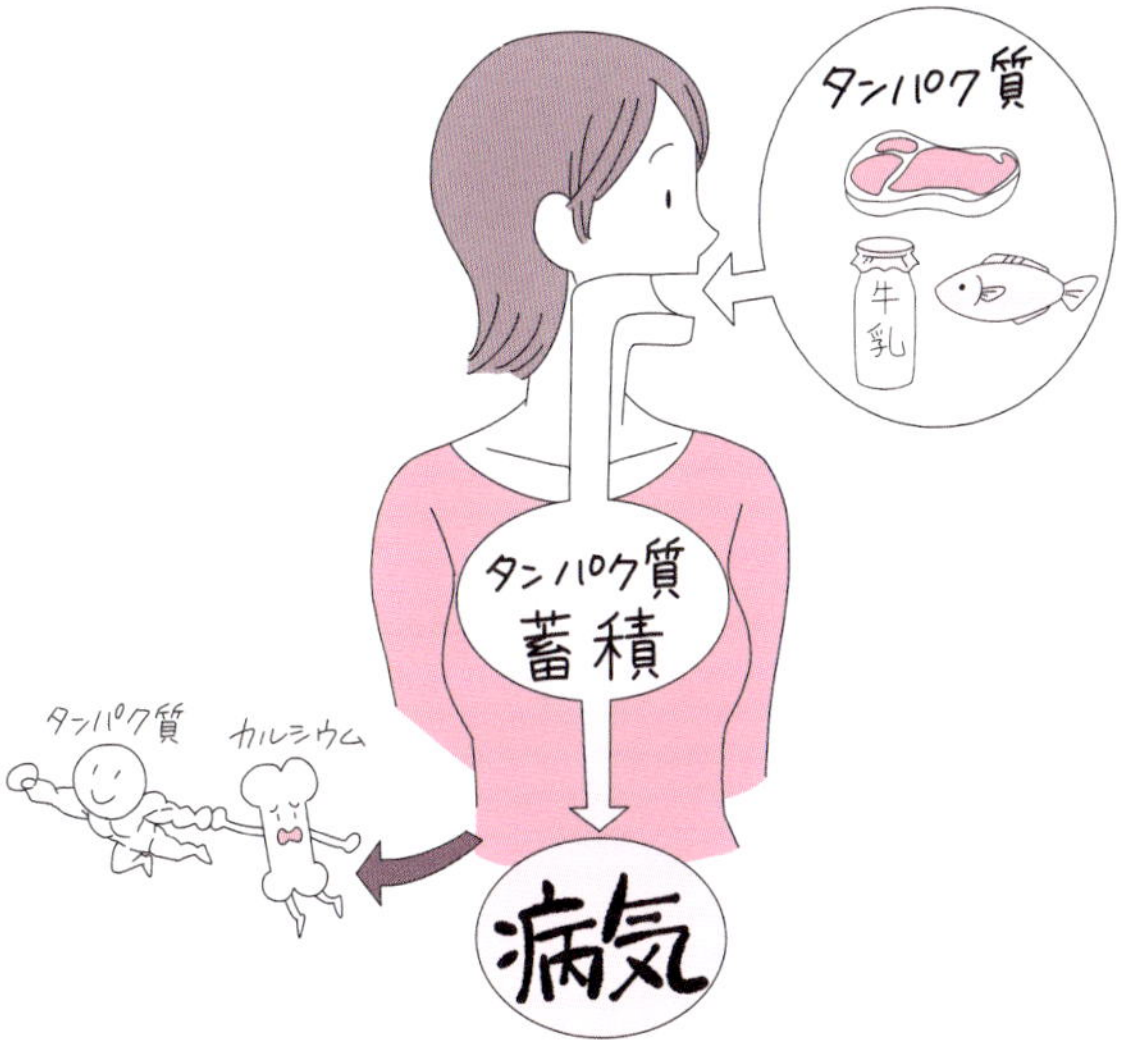

［タンパク質の過剰摂取による弊害］

それでは「質」とは何か？　まず、**動物性のタンパク質**が多すぎるのです。タンパク質と言っても、そもそも、タンパク質は何億種類もあります。その中で現代人は動物性のタンパク質をとりすぎているのです。

タンパク質が豊富なものから微量なものまで、食べ物にはすべてタンパク質が入っています。すべての食べ物に入っているということは、それほど多くの動物性タンパク質をとらなくても、人間がタンパク質不足になることはとても考えられないのです。

「1日のタンパク質の必要量」などとテレビなどメディアで聞きますが、その必要量自体にも疑問を感じてしまいます。

以前私は、アトピーや、無月経、花粉症などたくさんの不調を抱えていたときに検査にいくと、「血液に異常はありません。とても健康な血液です」と言われていました。しかし、当時の私はまったく健康ではありませんでした。アトピーは酷く、無月経が5年も続いていたのです。それでも、血液検査は正常でした。

ところが今、すべての不調が治り、健康な私が検査すると、「若干タンパク質が少ない」と言われます。タンパク質の必要量の基準値からすると、正常ではないというのです。

これが本当に正しい基準なのでしょうか？　本当にこの〝数値〟に意味があるのでしょうか？　私にはどうしても納得がいかないのです。

これは私の実体験から得た結論です。皆さんもぜひ、数値を気にするのではなく、自分の体の感覚を大切に体の声を聞いてみてください。

アトピーがツルツルキレイになるメカニズム

私が考える**「アトピーがツルツルキレイになるメカニズム」**は、今までの世の中の一般的なアトピーに対する考え方とはまったく違うものです。

一般的な考えでは、「アトピーは皮膚の問題」「アトピーは治らないもの」「アトピーは一生つき合っていくもの」あるいは「アトピーは大人になったら治る」というもの。

私は、これらはすべて古い考えだと思っています。なぜ、こんなに医療が発達した現代で、アトピーもアレルギーも、花粉症も治せないのでしょうか？　毎年、毎年、病院に通ってもまったく治る気配がありません。不妊症も、うつ病も同じです。なぜ、今ある症状に対処するだけで、病気になった原因を追究し、改善し本来の健康を取り戻そうという対応をしないのか？

それは、それらの症状の原因が、**あなたのライフスタイル**にあるから。病院ではどうしようもできないのです。だから、その場しのぎの薬なのです。

私は医療反対ではありません。しかし、アトピーも、アレルギーも、うつも、不妊も、病院に通うような病気ではないと思っています。慢性的な皮膚炎などで病院の薬を慢性的に使うのは、ただ単に、薬なしでは生きていけない体を作るだけです。

アトピーやアレルギーを治すには、ライフスタイルを変え、免疫力を上げ、体に蓄積した毒素を排出し、**体の中から健康になること**が最も自然な方法で、継続可能な健康法だと思っています。

あなたにとっての健康とは、今だけ健康であればよいのでしょうか？　それとも、継続可能な健康、つまり死ぬまで健康を目指すのでしょうか？　今さえ良ければいいのなら、薬でもいいでしょう。しかし、継続していきたいのなら、ライフスタイルです。

私が提唱するメカニズムは、ライフスタイルから根本的に健康になる、つまり**アトピーがツルツルキレイになる**というものです。ですから、あなたの日々の努力次第なのです。毎日料理をし、日々コツコツ積み上げていくものです。明日、明後日に結果が出るものではありません。

これをしっかり頭に入れていただいた上で、「ツルツルキレイになるメカニズム」をご説明したいと思います。

【ツルツルキレイになるメカニズム】

①まずできるところから、「アトピーキュアレシオ」の実践

日々、コツコツできるところから、アトピー・アレルギーが治るための食事に切り替えていきます。もちろんはじめから完璧にする必要はありません。人によっては、1か月～長い方は半年くらい、動物性食品や白砂糖などをやめることに時間がかかる

方がいます。もちろんこれも個人差があるので、できるところからまず始めることです。

落とし穴は、できないところばかり目がいってしまわないこと。まずは、玄米を食べる、有機野菜を食べるというところからスタートしていきます。

②スタートから3か月～1年くらいで排毒症状が出始める

食事がきちっとできるようになると、排毒が始まります。排毒症状の中には、頭痛、めまい、だるさ、胃もたれ、皮膚の痒み、皮膚の痛み、皮膚から浸出液、リンパ液が出る、皮膚の皮剥け、発熱、生理不順、無月経、軽い脱毛、体重の減少（5キロ～15キロ）など、あなたがどのくらい薬を使用してきたか、どのくらい毒素を蓄積しているかにより、大きく個人差があります。

③排毒の継続と皮膚の生まれ変わり

排毒は、出方にも個人差があり、そして排毒の期間にも大きく個人差あります。特にアトピーの方は、何度も皮が剥けたり、浸出液やリンパ液が大量に出たり、まるで脱ステをしたような状態になる方もいます。

これは見た目は悪いですが、まさに**皮膚が生まれ変わっている状態**です。皮膚は、何十層にも重なりできているもので、良い食事ができていれば、見えない下の皮膚が新しいキレイな皮膚でできあがり、いずれそのキレイな皮膚が表面に出てきます。

④停滞時期、体の調整期間

排毒が始まり、すぐに生まれ変わるわけではありません。しかし、比較的毒素を溜め込んでいない小さいお子さんや、大人の方でも早い人は1か月〜3か月で、かなり生まれ変わる方も少なくありません。しかし、長く薬を使用してきた方や、代謝が悪い大人の方、食生活が大変乱れ、毒素をたくさん蓄積している方は、この停滞時期が長く続きます。人によっては、1年〜3年ほどかかります。

このときこそ、メンタルが大切です。この同じ食事をする友達や、仲間と関わり、1人ではなく人の力も借りながら、メンタルを下げないことです。〝もしかしたら治らないかもしれない……〟などネガティブな感情が治りを遅くし、食事の実践力も下がります。しかし、ここを乗り越えなければ、ツルツルキレイになることは不可能です。

なぜ停滞時期があるかというと**「体の調整期間」**です。今まで肉や魚などを食べていたものが、野菜や穀物だけに変わり、体が調整しています。つまり、**体質改善**です。今まで摂取していた栄養価と違う栄養価が体内に入るようになり、それを体がうまく吸収し、そして今まで蓄積していた毒素を完全に出すまで待つ期間です。

血液が入れ替わるのに最低1か月、細胞が入れ替わるのに最低3か月。それから、さらにこの体質改善の期間が必要になるのです。この期間こそ、基本を忘れず食事を継続させることが大切です。

⑤ツルツルキレイへの生まれ変わり

この停滞期を乗り越えると、完全に毒素が体内から抜けて、全身キレイな皮膚へと生まれ変わります。

ここでゴールにするのではなく、このツルツルキレイな状態を1年も2年も、長く維持することにより、体がさらに強くなり、少し動物性を食べたり、アトピーの原因となるような食品を食べたとしても、体の免疫力が高まっているので、すぐにアトピーに戻ることがなくなります。しかし、また食事を以前のように戻し、動物性、化学調味料を毎日食べるようになれば、またアトピーに戻ってしまいます。

これは誰にでも言えることですが、毒素は毒素でしかなく、それは確実に誰でも蓄積しているのです。ツルツルキレイに生まれ変わった後は、いかにそれを持続していくかがポイントです。そのためには、同じ食事などをする友達や、仲間などとのコミュニケーションが大切です。

――以上が最もよくあるパターンです。

このメカニズムを見て、あなたの率直な感想はどうでしょうか?

たいていの方は、「そんなに時間がかかるんですね……」そう言います。

そうです。最初にお話しした通り、何事も継続が大切です。そして、日々の積み重ね。日々の努力。諦めない気持ちです。メンタル維持ですね。

アトピーの方は、何事も継続することが苦手です。しかし、継続できなければ、何事もうまくいきません。美容、仕事、恋愛……すべて継続しなくて、うまくいくものはありません。

あなたが本気で10年後、20年後の未来を健康で過ごしたいのなら、1年くらいしっかり治すことに専念することは、決して長い時間ではないはずです。今さえ楽できればいいという考えで、これからの人生を棒に振る方がもったいないと思います。

必要なのは、コツコツ積み上げていくことです。いっぺんに、肉や魚、白砂糖もやめ、というふうにやるのではなく、野菜を増やしてみよう、お味噌汁を作ってみようという風に、少しずつスタートしていくことが大切です。そして、焦らないこと。待つことが大切です。

では、これから具体的に、食事をどう変えていけばいいのかお話ししたいと思います。

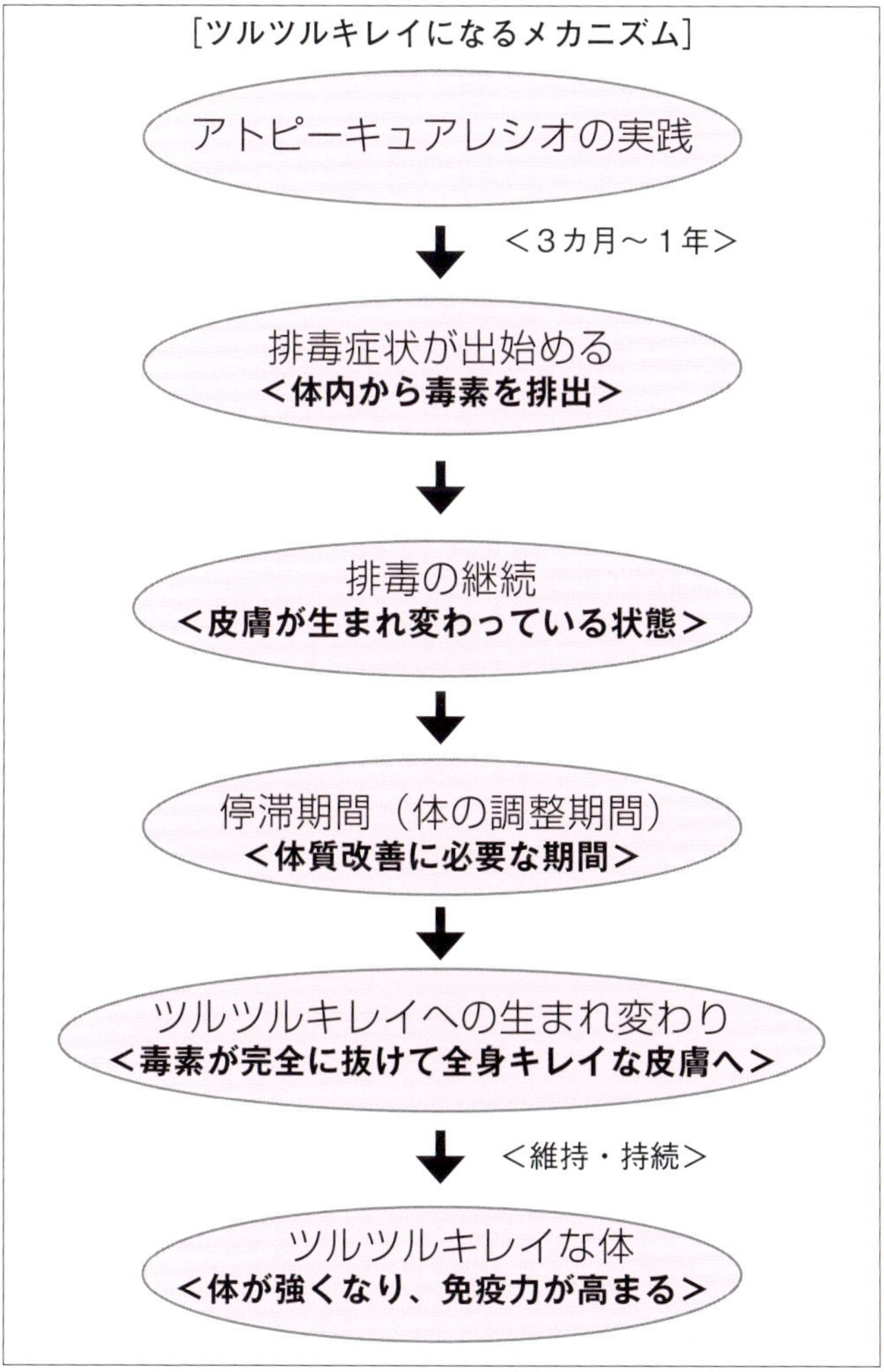
[ツルツルキレイになるメカニズム]
アトピーキュアレシオの実践
＜3カ月〜1年＞
排毒症状が出始める
＜体内から毒素を排出＞
排毒の継続
＜皮膚が生まれ変わっている状態＞
停滞期間（体の調整期間）
＜体質改善に必要な期間＞
ツルツルキレイへの生まれ変わり
＜毒素が完全に抜けて全身キレイな皮膚へ＞
＜維持・持続＞
ツルツルキレイな体
＜体が強くなり、免疫力が高まる＞

ツルツルキレイになるために「10のメソッド」

ツルツルキレイになるために、クリアしていただきたい**「10のメソッド」**があります。これらをどのくらいあなたがクリアできるかにより、ツルツルキレイレベルも変わってきます。

【10のメソッド】

①有機栽培、無農薬の玄米を毎日食べる（1食〜3食）

まずは、**玄米からスタート**です。白米には、糖質しかありませんが、玄米には、食物繊維、ビタミン、鉄分、カルシウム、脂質、タンパク質など、豊富でバランスのとれた栄養価と、排毒をしてくれる食物繊維が豊富です。まずは、玄米から一番先に始めましょう!!

②食べる野菜は、有機野菜、無農薬の野菜に切り替える

体に必要なビタミンや水分を補給するには、**野菜を毎日食べること**が必須です。玄米よりも野菜を多く食べるくらいたっぷり食べましょう！　その野菜に、農薬や化学肥料を使ってしまっていたら、野菜から化学物質が体内に入ってきてしまいます。絶対に必要な玄米と同様、野菜もこだわりましょう！　値段が少々はっても薬代と思ってここで節約はナンセンスです！

③野菜は、皮を剥かずにまるごと食べる・旬のものを食べる

無農薬や有機ならば、農薬の心配がないので、野菜の皮は剥かずにまるごと食べましょう！　皮には豊富な栄養価や、食物繊維も豊富で、排毒を助けてくれます。

④使う調味料は、伝統製法のもので化学調味料が入っていないものに切り替える

料理に欠かせないのが、**良質の調味料**です。一般的な味噌や、醤油はかなりインスタントに作られたもので、味噌などは1時間でできる機械的な製法で発酵していません。しっかり熟成された調味料や、塩も食卓塩など人工的な製法でなく、天日干しの

塩を使いましょう！

⑤発酵食品（味噌、醤油、納豆など）を毎日食べる

免疫力を上げるには、まず**腸内環境を良くしていくこと**です。それに欠かせないのが、この発酵食品です。腸内環境が良くなると、血液がキレイになり、細胞まで生まれ変わります。

⑥パンやクッキー、マフィンなど粉ものを食べない

血液の酸化の原因の1つに、粉ものがあります。わざわざメソッドに入れたのは、現代人の粉ものの摂取が大変多いからです。パン食が一般的になっていますが、これは、ダイレクトに腸を汚し、血液を酸化させます。乾燥肌の原因もこのパン食が大きく原因になっています。また、**便秘の原因の1つ**でもあります。小麦にも大量の農薬を使っていたり、化学調味料も多いので、特にコンビニのパンなどは、とても危険な食品と言えるでしょう。

⑦白砂糖が入っている食品を食べない

白砂糖は、一度摂取すると、強い中毒性があり、小さい子供から老人までその中毒性は続きます。白砂糖は、血液を酸化させ、皮膚炎の即効性も大変強く、その他、**精神不安定の原因**でもあります。白砂糖をやめられない限り、精神安定はありません。

また、強い化学物質で、アトピーの他、糖尿病、骨粗しょう症の大きな原因にもなっています。

⑧バナナなど、熱帯性の果物を食べない

バナナ、マンゴー、パイナップルなど熱帯性の果物は、糖分も高く白砂糖と同じような症状が出やすいものです。熱帯地域で食べるには問題がありませんが、日本など温帯性の気候に住む人たちにとっては、アトピー、アレルギー、花粉症などになりやすい**原因の1つ**になります。

⑨動物性食品（肉、魚、卵、乳製品）を食べない

動物性食品は、タンパク質、脂質、化学物質が多く、**アトピーになりやすい食べ物の1つ**です。血液を酸化させることは、皮膚炎の原因です。

⑩塩分を控える・減塩する

塩分は、どんなに良質な塩でも、とりすぎは**排毒を妨げる**ものです。ナメクジに塩をかけると縮み死んでしまうのと同じで、塩分のとりすぎは、内臓も固くして、毒素を固めてしまうものです。どんなに良い野菜や料理でも塩分が強いと、排毒を妨げ、まったくアトピーやアレルギーが良くなりません。

まずは、①の「玄米を食べる」から順番にできることから始めていきましょう！①から順番にできなければ、あなたができそうなところからピックアップして1つずつスタートしてみましょう。

まずは、コツコツできるところから。焦らないことがポイントです！

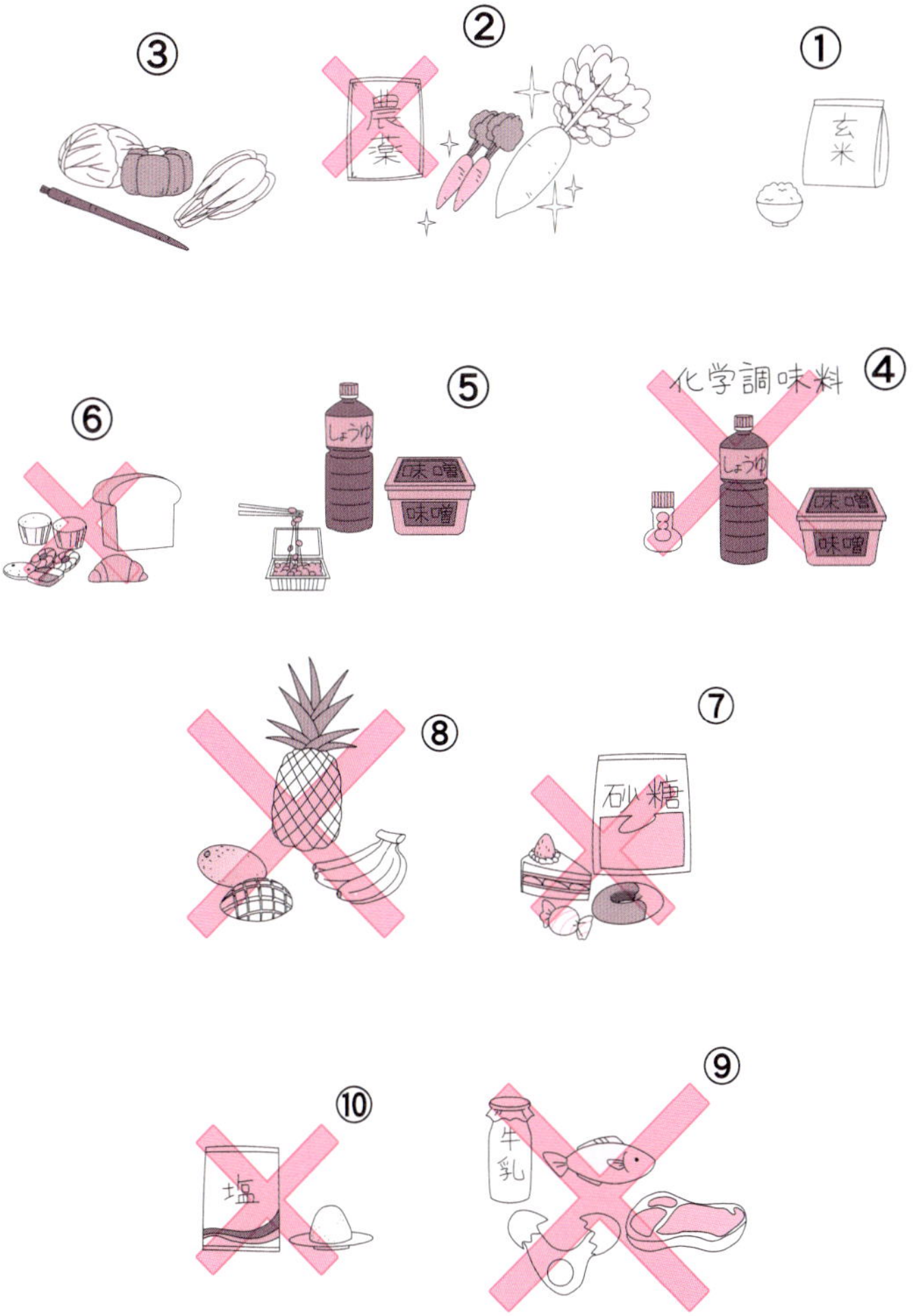

[ツルツルキレイになるための「10のメソッド」]

「陰」と「陽」を知る

「陰」、「陽」と聞くと、あなたは何を思い浮かべますか?

陰陽師、占いのように聞こえますが、実は、これは森羅万象すべての物事を見比べたり、バランスをとるために使われる〝ものさし〟のようなものです。つまり、プラスとマイナス、S極とN極、酸性とアルカリ性のように、見比べたり、判断する材料として、「陰と陽」の考え方があります。この「陰と陽」という考え方は、古代中国からあるものです。

私の食事法は、この陰と陽のバランスを見ながら、究極に**〝中庸〟**を目指したものです。この考え方は、東洋医学の考え方です。もちろん、私は、医師ではありませんので、医療ではありませんが、この陰と陽の考え方を元に食事や生活を行うことにより、健康に導くというものです。人は、中庸になること、つまり**陰と陽のバランスが良くなること**が健康な状態なのです。

中庸の状態は、健康の他にも、精神安定や、幸福感にもつながります。なぜ、現代人の心や体が満たされないのか？ それは、陰性か、陽性に偏っているから。つまりバランスがとれないのです。怒ったり、泣いたり、笑ったりと激しい感情の変化は、まさに陰と陽のバランスが乱れているから起こる現象です。

ここでは、アトピーやアレルギーと、陰と陽の関係性について簡単にご説明しておきましょう。

今あなたが、アトピーやアレルギーなどの不調で悩んでいるとしたら、それは、体が陰性か陽性かどちらに偏っていると言えるのです。健康になるには、あなたの体が中庸にならなければいけません。

しかし、これは体だけのことではありません。心や、もっと大きな視野から見ると、時間や、季節、住んでいる場所でも大きく変わってくるのです。

[陰と陽]

極陰

陰の食品

乳製品
白砂糖
化学調味料
カフェイン
酒
スパイス・刺激物
電磁波
薬（ステロイドなどすべての飲み薬、塗り薬、サプリメント）

陰の状態

拡散

月
女
白
やわらかい
しめっている

ボーっと
リラックス

陰

果物
野菜
豆類
全粒穀物 玄米 ― あわ ひえ きび
海藻
調味料 みそ、しょうゆ

中庸

陽

陽の食品

肉
魚
卵
食卓塩

陽の状態

凝縮

太陽
男
黒
かたい
乾燥している

ガツガツ
緊張

極陽

この表には、食べ物、感情、状態など、様々なことが陰と陽で分けてあります。どちらが良くてどちらが悪いというものではありません。どちらも必要ですし、どちらかに偏ってもいけないのです。夜が来なくなってしまったり、夏が来なくなってしまったりすれば、人間は生きていくことができなくなるでしょう。あなたのライフスタイルも同じです。食べ物が偏ったり、感情が偏ったり、行動が偏れば、不健康につながっていくのです。

人は本能的にバランスをとりたがります。例えば、陰性のビールと、陽性の焼肉はおいしいですよね。陽性のしょっぱいものを食べてから、陰性の甘いものを食べるのもおいしく感じます。つまり、陰と陽は自然と私たちの生活の中に存在し、それを本能で私たちは感じているのです。

しかし、現代は、このバランスが悪くなり、また激しいバランスのとり方をしているために病気が増えています。コンビニ食、甘いもの、お酒など極陰性のものばかりとる人、肉や魚、しょっぱい味付けが好きな極陽性のものばかり食べる人。忙しい状態がずっと続く陽性の人。毎日ボーっと過ごしてしまう陰性の人。食事と行動はつながり、それとともに感情も乱れます。

「極陰性のビールと極陽性のお肉は、陰と陽でいうと、バランスがとれていていいじゃないか」と思うかもしれません。しかし、このように激しい陰と陽のバランスをとっているとどうなるでしょうか？

あなたの体を車だと仮定します。20km走行でゆっくり走ったり、150kmで飛ばしたり、そんな荒い運転をしていると車はどうなると思いますか？　おそらく、燃費も悪く、タイヤやエンジンオイルもいい状態ではなく、メンテナンスも頻繁にしなければならない上に、長くいい状態で保つことは難しいでしょう。一方、常に安定した60km走行の車は、どうでしょうか？　燃費も良く、長くいい状態で車を保つことができるでしょう。あなたの体も同じことです。激しく荒く使うか、優しく安定して使うか。

アトピー、アレルギーは、**陰性の病気**です。しかし、「陰性が極まると陽性に転換する」と言われます。陰性は、広がる力。陽性は、縮める力があります。陽性は、固く凝縮していきます。アトピーやアレルギーの状態を放置しておくと、**陰性から陽性に変わり、治りづらくなっていく**のです。つまり、アトピーやアレルギーがあなたの体に固定化していき、なかなか離れづらくなるのです。そうなる前に陰と陽のバランスを整え、体を〝中庸〟にしましょう。

まずは一歩ずつ、野菜生活、玄米を食べることにより、体を中庸に持っていくことを目指してみましょう。

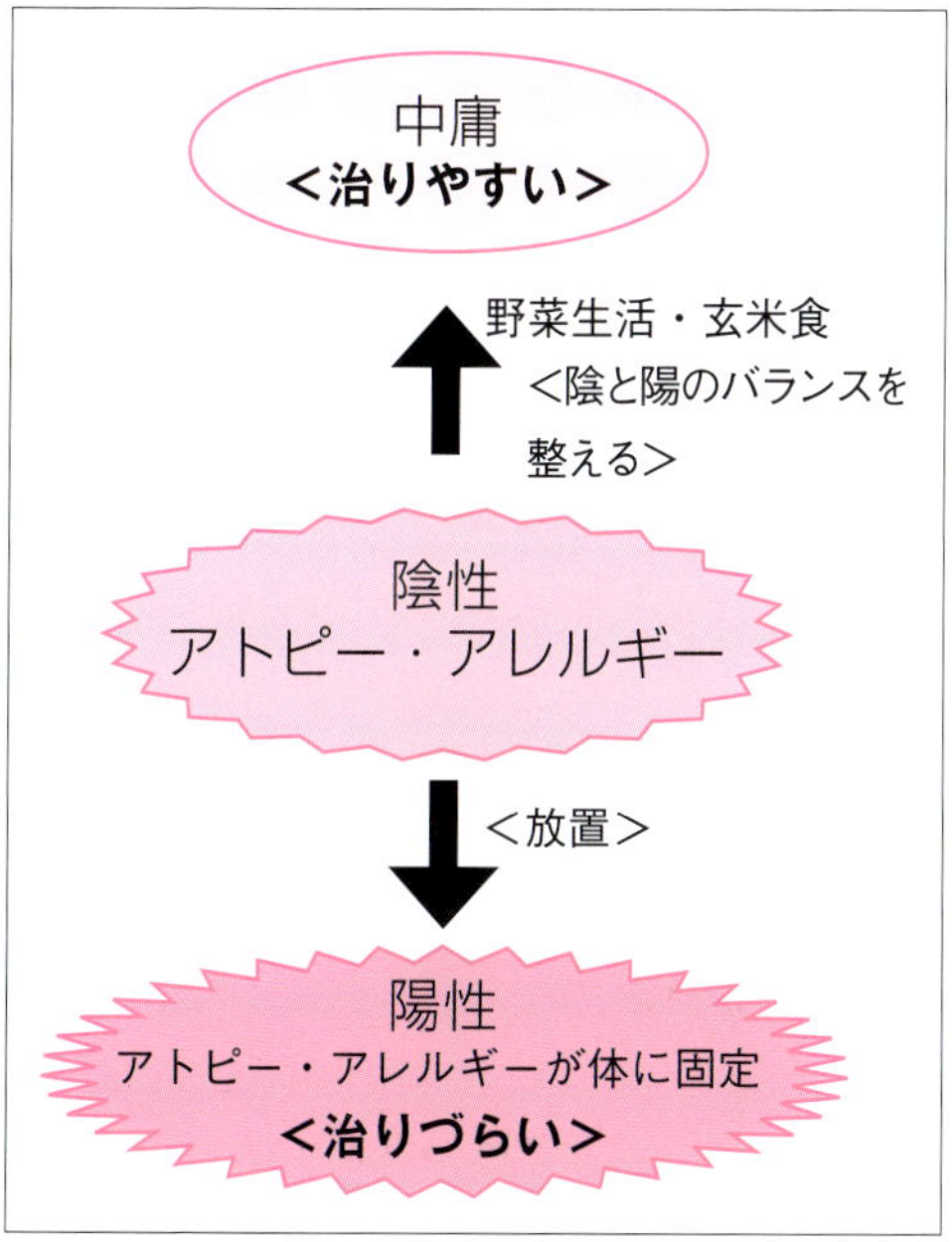

ここで間違ってはいけないのは、「自分は陰性だから陽性の食事をしよう」などと、勝手に判断してしまうと、今度は陽性に偏りすぎて、気がついたら実は体が陽性になっていたというケースもあります。これは、アトピーやアレルギーがより悪化する原因になってしまいます。ですからまずは、中庸を目指しましょう！

ツルツルキレイになるためにおススメの食べ物、おススメではない食べ物

アトピー、アレルギーを治すために**「これは食べない方が早く治ります」**という食べ物。**「これを食べると排毒が起こり、ツルツルキレイになっていきます」**という食べ物。食べ物にはおススメのもの、おススメではないものがあります。

すべての食材についてご紹介できないのですが、主な食材について「オススメのもの」「オススメではないもの」を紹介したいと思います。

[おススメの食べ物]

〈穀物〉
玄米、あわ、ひえ、きび、アマランサス、押し麦（丸麦）、とうもろこし
〈野菜〉
小松菜、青梗菜、キャベツ、レタス、きゅうり、白菜、水菜、ブロッコリー、カリフラワー、長ネギ、玉ねぎ、セロリ、春菊、にんじん、大根、かぶ、かぼちゃ、ごぼう、れんこん、長芋、自然薯、里芋、ビーツなど
〈海藻〉
わかめ、ひじき、昆布、海苔など
〈大豆製品、大豆たんぱく〉
納豆、テンペ、豆腐、豆乳、車麩、高野豆腐、大豆ミートなど
〈調味料〉
麦味噌、豆味噌、生醤油、天日塩、梅酢、玄米酢など
〈甘み〉
甜菜糖、メープルシロップ、米飴、玄米甘酒など

[おススメではない食べ物]

〈動物性〉
牛肉、豚肉、鶏肉、魚、貝類、卵、牛乳、チーズなど
〈小麦、粉もの〉
パン全般、クッキー、クラッカー、マフィン、玄米パン、せんべいなど
〈野菜〉
じゃがいも、なす、トマト、ピーマン、パプリカなど
〈熱帯性果物〉
バナナ、マンゴー、パイナップルなど
〈砂糖〉
白砂糖、黒糖、アガベ、人工甘味料など
〈化学調味料〉
保存料全般、酸化防止剤全般、着色料全般、増粘剤、乳化剤、アミノ酸など
（日本では1000種類ほどの化学物質が食品に使われています）

これらは、とても代表的なものだけです。また、おススメの食べ物でも、食べすぎるともちろんアトピーやアレルギーの原因になります。何でも食べすぎていいものなどありません。特に、豆腐や、大豆製品は、発酵していればまだ消化に良いですが、豆腐や、豆乳など、発酵していないものは、消化しづらいので、毎日摂取していると、**痒みや炎症の原因**になります。

また、甘みも糖質には変わりがないので、食べないのが一番良いですが、甘いものがやめられないという方は、まずは白砂糖をやめ、甜菜糖など代わりの甘みで料理しましょう。

おススメではない食べ物でも、もちろん絶対に食べないでくださいと言っているわけではありません。食べたくなるときもあるでしょう。そのときは、食べても良いのです。しかし、治りは遅くなります。それだけは忘れずに、できるだけ早く治るような食生活を心がけることです。

1つアドバイスしておけば、**一度に全部やろうとしたりしないこと。**おススメではないものを食べてしまっても、いちいち落ち込まないことが重要です。未来に向かって少しずつ、できるところから一歩ずつスタートしていきましょう!

黄金比率を知る〜毎日の食事バランス「アトピーキュアレシオ」をマスターしよう!〜

今、あなたはきっと毎日の食事を少しでも変えてみようと思っているはずです。なぜ、肉や魚を食べない方が良いのか、陰と陽のバランス、今まで聞いたことのないタンパク質の知識、アトピーやアレルギーを治すためには、やるべきことはたくさんあります。

しかし、一気にあれもこれもやろうとするとパンクしてしまい、肝心な継続ができません。これは薬で対処する方法ではありません。食事や、日々のライフスタイルの中から、アトピーやアレルギーになる原因を対策し、普通に生活して、自然と健康になる方法なのです。

健康的なライフスタイルが身につくのには時間がかかるのです。コツコツ続けていきましょう!

しかし、あれもこれも考えていたら、何を食べていいのか分からなくなってしまいます。どんな料理をしていいのか分からない。

そんな方のために、私が指導している食事方法が、「アトピーキュアレシオ」です。これは、日々、**このバランスを意識して食べることによって、アトピーが自然とツルツルキレイになっていく**というものです。もちろん、ツルツルキレイのためには、メンタルも大切ですが、食事に関してはこの「アトピーキュアレシオ」を意識できていれば問題ありません!

あとは、この「アトピーキュアレシオ」を意識し、日々継続するだけです! これを意識するだけで、陰と陽、タンパク質など面倒なことを考えなくても大丈夫なのです!

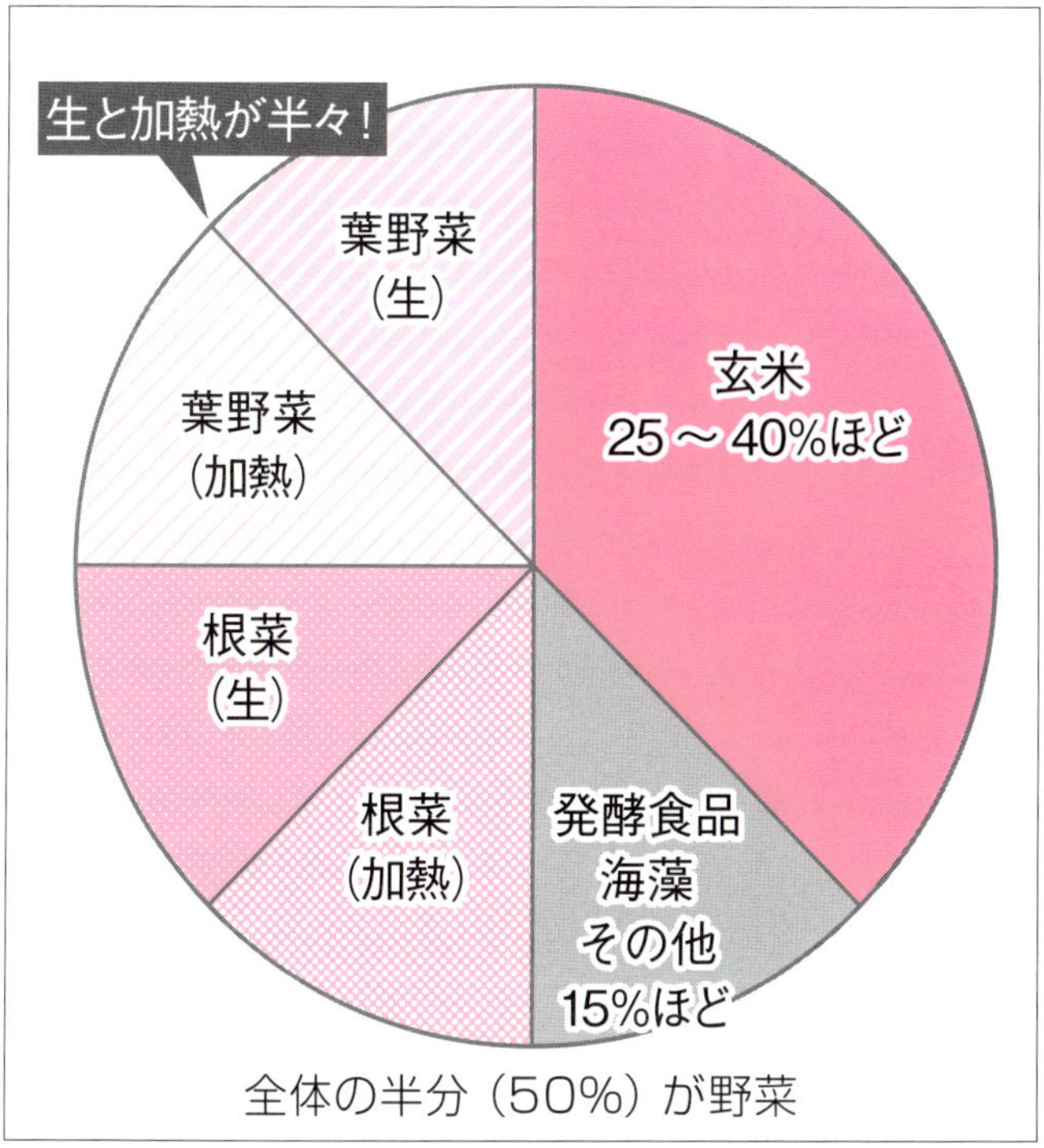
生と加熱が半々!
葉野菜
(生)
葉野菜
(加熱)
玄米
25～40%ほど
根菜
(生)
根菜
(加熱)
発酵食品
海藻
その他
15%ほど
全体の半分 (50%) が野菜

[アトピーキュアレシオ]

では、1つずつ簡単に説明しましょう。

〈玄米25%〜40%〉

アトピーを治すためにまず必要なのが、**玄米**です。まずは、玄米を毎食、毎日食べましょう。これだけでも、体調に変化が起きます。便秘解消、排毒が起きます。

玄米には、食物繊維、タンパク質、カルシウム、鉄分、ビタミン、糖質、脂質など、豊富な栄養価があり、玄米を食べただけで、白米と、野菜、肉を食べたくらいの栄養価がとれるのです。栄養価が豊富なために、完全食と言われるほどです。

まずは、毎日玄米を食べましょう。白米、分付米より、玄米です。体に蓄積した毒素を、玄米の食物繊維が排出してくれます。しかし、玄米は糖質でもあるので、食べすぎは要注意です。割合に気をつけましょう。

〈野菜50%〉

野菜は、アトピーをツルツルキレイにするために必要なビタミンやミネラルを豊富に含んでいます。アトピーにおススメな野菜の中から選び、毎日たくさん食べましょう。肉や魚のように、蓄積できるタンパク質と違い、野菜のビタミンやミネラルは、体に蓄積できないので、毎日欠かさず食べましょう。また、野菜に関しては次のバランスも気にしながら食べるとさらに効果があります。

[生野菜と加熱野菜のバランス]

〈生の葉野菜25％〉

生の葉野菜は、体の毒素を排出してくれる体を緩める性質があり、排毒を助けてくれます。また、生であることにより、消化を助ける酵素も摂取できるので、毎日塩もみ野菜などをとりましょう。塩もみ野菜は、塩分を控えながら、少しもむことにより消化しやすくなり、体を冷やしすぎないのでおススメです。

〈加熱の葉野菜25％〉

葉野菜の加熱は、体を冷やさず、温める効果があるので、**新陳代謝を良くし排毒を**

促進します。また葉野菜のみずみずしい水分を摂取することにより、乾燥肌対策や、免疫力を高めてくれます。生野菜だけですと、体を冷しすぎたり、消化に負担をかけるので、必ず加熱した葉野菜も食べましょう。

〈生の根菜25％〉

生の根菜は、根菜の陽性さを少し緩めた状態のとても**中庸に近い食べ方**です。根菜の中で、生で食べれるものは少ないですが、定番は、にんじん、大根、かぶ、長芋などです。

これらも、**塩もみ野菜**として食べることがおススメです。生であることで、消化を助ける酵素もとることができます。

〈加熱の根菜25％〉

根菜の加熱は、体をとても温めてくれる効果があります。特に、大根、にんじん、ごぼう、れんこんが代表的なものです。消化に優しい食物繊維が腸をキレイにし、排毒を促進させてくれます。

体が冷えている人、便秘症の人は、料理法を学び、正しく調理して食べていきましょう。また食べすぎや、煮すぎは、陽性になりすぎ、甘いものや、過食の原因になるので気をつけましょう。

〈海藻、豆類、その他10％〜25％〉

海藻類は、肉や魚に入っているビタミンB12や、人間が消化しやすいタンパク質が豊富なので、必ず毎日わかめや海苔など海藻を食べましょう。また海藻は、牛乳よりカルシウムが豊富で、体に吸収されやすいためにとても**おススメな食材**です。食物繊維も豊富なために、腸を助け、排毒を促進させてくれます。しかし、食べすぎは、塩分のとりすぎ、ミネラル分のとりすぎになるので、割合を意識し、注意しましょう。

次に、豆類は、あずき、大豆、レンズ豆、金時豆など豊富な種類があります。その中でもタンパク質が少なく、食物繊維が豊富なのが、**レンズ豆**です。他は、タンパク質、脂質が豊富なので、食べすぎに注意しましょう。特に、豆腐、豆乳など食物繊維が少ない豆製品は、気をつけましょう。味噌や、醤油、納豆、テンペなど大豆でも発酵しているものは、タンパク質が分解され消化しやすくなっているので安心です。

その他、きのこ類、こんにゃくなども食物繊維が豊富で、アトピーにとても良いものです。また、車麩、大豆ミートなど、お肉に変わる食材も、**週に1回〜3回**は大丈夫です。食べすぎは、タンパク質、脂質のとりすぎになるので、あまりおススメできません。

——以上、この「アトピーキュアレシオ」のバランスは、**1回の食事、もしくは1日の食事の理想的なバランス**です。

私自身、この「アトピーキュアレシオ」を実践したことで、私のアトピーは劇的に良くなりました。まずは、難しいことを考えずに、この「アトピーキュアレシオ」のバランスを意識して、毎日過ごしていきましょう！

まずは、自分のできるところがコツコツスタートです。一番最初は、玄米から始めて少しずつステップアップしていきましょう！

「排毒」は自分の体の毒素のバロメーター

さて、「アトピーキュアレシオ」を実践し始めると、次に起こることが**〝排毒〟**です。薬や、エステのように、対策を始めると、すぐにキレイになるものではありません。すでにお話ししたように、アトピーやアレルギーを治すためには体の中に蓄積した毒素を体外に排出する必要があるのです。

「アトピーキュアレシオ」は、別名**「デトックス（排毒）食」**です。キレイになる前に、まず排毒が起こります。これは、アトピーや、アレルギーを持っている人に限って起こることではありません。アトピーでない人、健康的な人もこの食事をすると、皆排毒が起こります。なぜなら、どんなに健康そうな人でも、現代に生きていれば、食事、環境、ストレスから毒素が体の中に蓄積しているからなのです。

あなたは、たまたまアトピーや、アレルギーになっただけで、今健康そうな人でも、いずれ、ガン、脳卒中、心筋梗塞、高血圧、女性なら不妊症、子宮がん、乳がんなどの可能性があるのです。しかし、それは、日々の生活の中で、排毒していければ、そのリスクが軽減できるのです。

添加物、黄砂、排気ガス、水の汚染、特に都会に住んでいると、どこから毒素を体に入れているか分かりません。そして、どのくらい自分の体に毒素が蓄積しているのか分かりません。しかし、この「アトピーキュアアレシオ」の食事をすることで、**自分の体の毒素のバロメーター**になってくれるのです。つまり、「アトピーキュアアレシオ」の食事をし、排毒が起きれば、毒素がたくさん蓄積している証拠。排毒が終わり、健康的な状態になれば、すべての毒素が排出されたという証拠です。

今まで多くの人が、この「アトピーキュアアレシオ」により、アトピーやアレルギー、不妊症、便秘、冷え性など多くの不調を治してきました。私自身、今この「アトピーキュアアレシオ」を実践し、毎日快適に過ごしています。

排毒を恐れずに、もっと長い目で健康を見れば、絶対に今やるべき食事法です。間違ったライフスタイルで年齢を重ねていけば、毒素もその分だけ蓄積されていくのです。目先の排毒に恐れるより、もっと長い健康生活を手に入れるために、さあ今日も排毒していきましょう!!

「「アトピーキュアレシオ」による主な排毒症状」

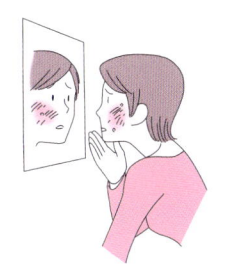

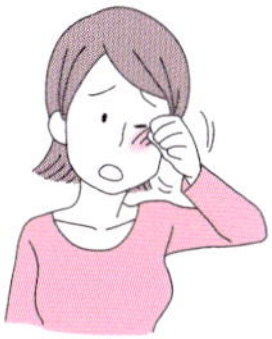

「アトピーキュアレシオ」は
自分の体の毒素のバロメーター

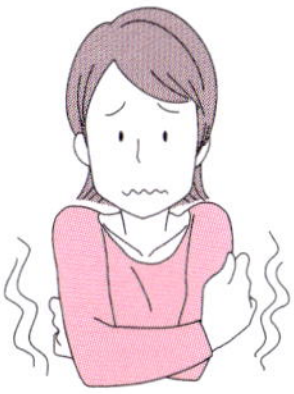

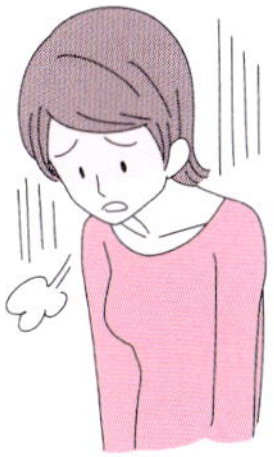

・肌の痒み、目の痒み
・皮膚の皮剥け、乾燥
・肌の赤み、湿疹
・だるい、眠い
・感情の乱れ、泣く
・倦怠感
・一時的に生理が止まる（1か月～2年以上）
・脱ステロイド症状
・目ヤニ、痰など膿が出るような症状
・体重の減少（3キロ～15キロほどの減少）
・脱毛。髪の毛がいつもより多く抜ける
・発熱
・寒気、冷え

他にもあなたに蓄積している毒素により症状の出方が変わります。体の素毒がすべて排出されると、排毒症状もなくなり、体重も元の体重に戻り、皮膚も完全に回復します。期間は、3か月~3年ほどで、個人差があり、どのくらい「アトピーキュアレシオ」を実践できるかにより、大きく差が出ます。

さあ、たくさん毒素を出して、健康的な体に生まれ変わりましょう! そして健康的な毎日を送りましょう!!

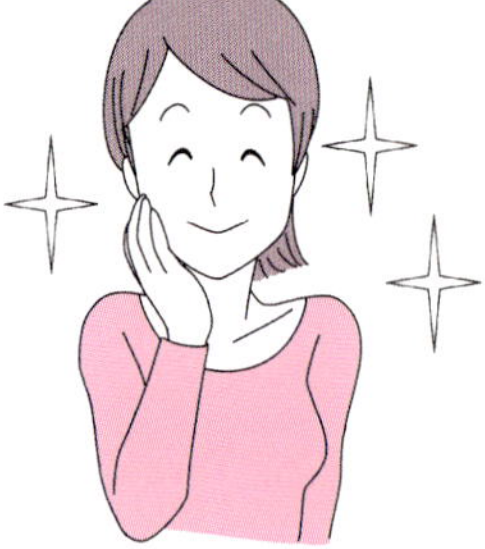

CHAPTER 3

第3章

「アトピーキュアレシオ」レシピ集

Menu

オートミール de 肉団子

基本の玄米ごはん

基本のお味噌汁

塩もみサラダ

レンズ豆のイタリアン煮込み

切干大根の煮物

海藻バジルパスタ

高野豆腐のカツ

ごぼうとにんじんの濃厚ごまサラダ

シンプルな茹で野菜

にんじんのポタージュ

黒ごま豆乳プリン

おからのパウンドケーキ

〈1 日の献立例〉 お仕事日／休日

オートミール de 肉団子

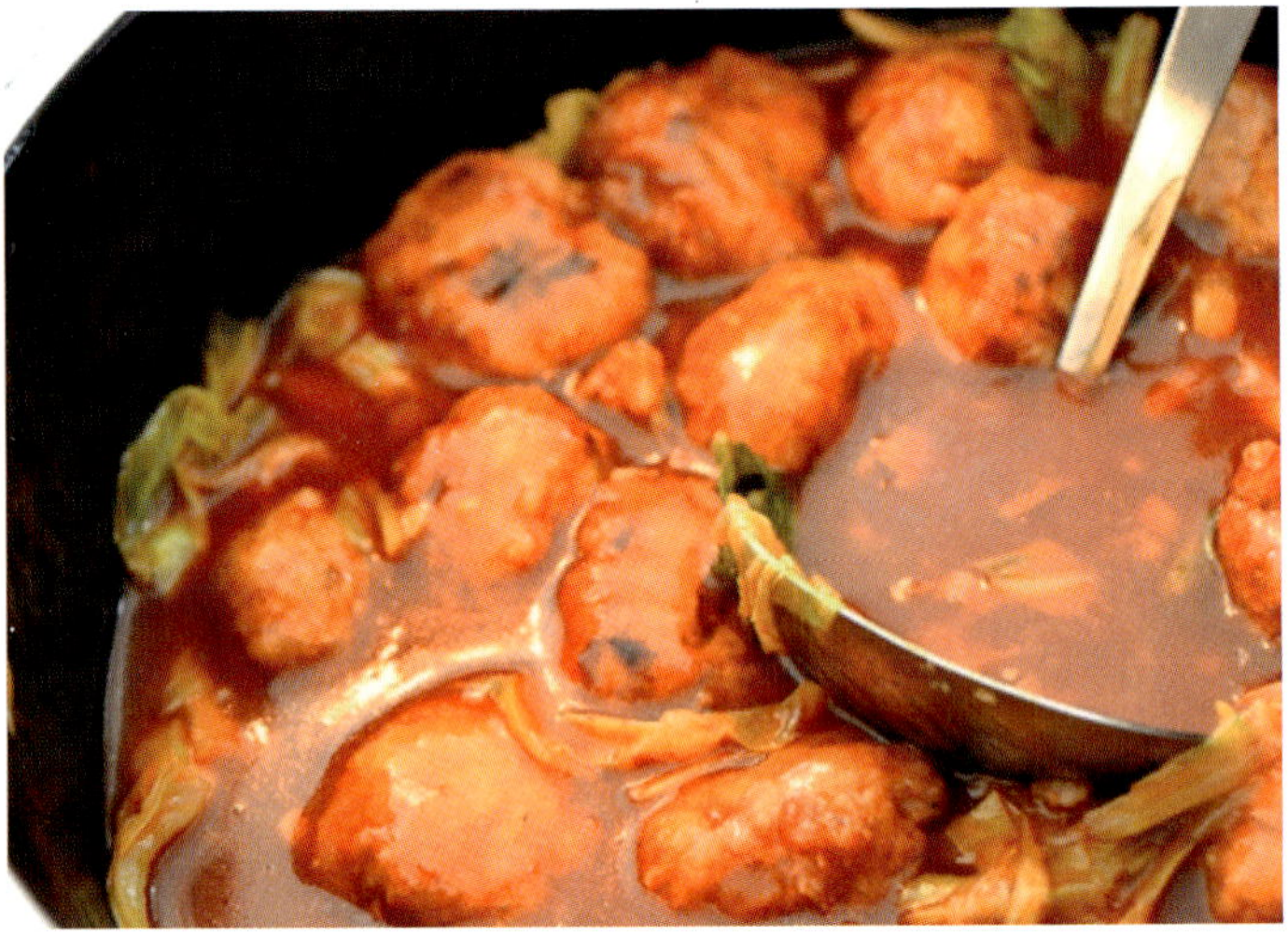

材料（２人分）

＜肉団子＞
オートミール…60g
水…230cc
玉ねぎ…1/4 個
クミンシードパウダー…少々
塩…少々
オリーブオイル…小さじ２
ブラックペッパー…少々
葛粉…大さじ１
菜種油…適量

＜ソース＞
醤油…大さじ１
みりん…大さじ１
トマトピューレ…半カップ
にんにく…1 カケ
キャベツ…1 枚
菜種油…小さじ２
塩…少々
水…半カップ
葛粉…大さじ１

作り方

01 <肉団子を作る>鍋にオートミールと水を入れて火にかけ、沸騰したら弱火にして5分炊く。火を止めて15分ほど置いて冷ます。

02 別の鍋にオリーブオイルをしき、みじん切りにした玉ねぎ、クミンシードパウダー、塩を入れてしんなりするまで炒める。

03 ①、②、ブラックペッパー、葛粉を入れて混ぜ合わせて団子型を作り、菜種油でこんがり揚げる。(揚げ油は鍋に1cmほどで十分。揚げ焼きにする)

04 <ソースを作る>鍋に菜種油をしき、みじん切りにしたにんにくを炒める。にんにくが軽くこんがりしたら、ざく切りにしたキャベツを入れる。

05 キャベツがしんなりしたら、水、トマトピューレ、醤油、みりん、塩を加え、沸騰してから3分煮る。

06 火を止め、同量の水で溶いた葛粉を⑤に入れ、よく混ぜながら強火で1分煮る。

07 ③と⑥をからめ合わせる。

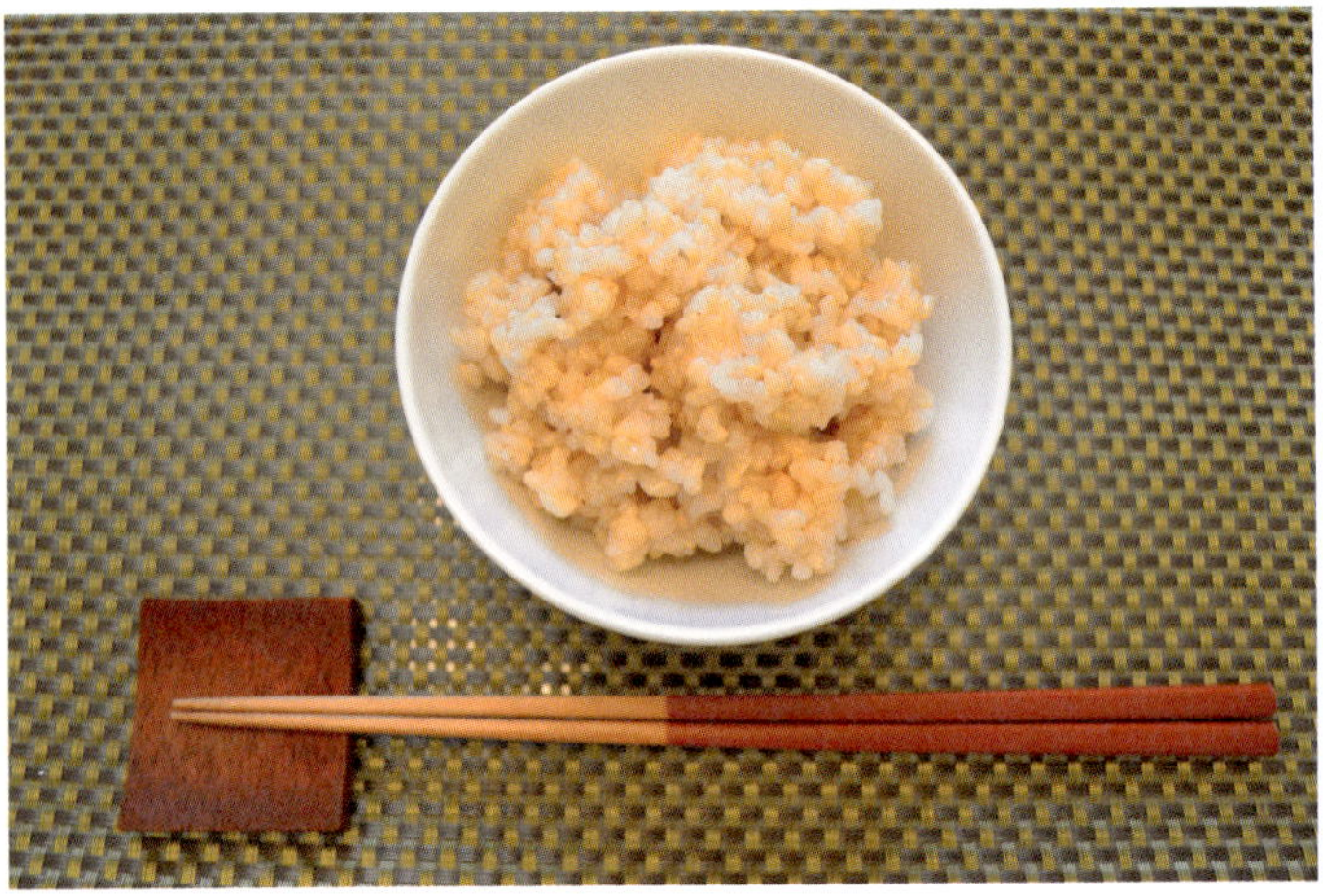

基本の玄米ごはん

圧力鍋で玄米を炊く
材料（2合分）
有機栽培玄米…2合
水…600cc
塩…2つまみ

注）
●夏場は冷蔵庫で浸水させましょう。
●圧力鍋のメーカーにより、水の量が違うので、ちょうど良い固さに調整しましょう。（おススメの圧力鍋はシリット社製）

作り方

01 玄米を冷たい水で、そっと優しく洗う。このとき必要以上にごしごし洗わない。圧力鍋に洗った玄米を移し、水を静かに注ぐ。ここで6時間〜12時間ほど浸水させる。塩を2つまみ入れ、圧力鍋の蓋をしめて強火にかける。（浸水した水をそのまま使う）

02 圧力鍋のピンが上がり、圧がかかったら1分強火にし、その後弱火で23分炊く。火を止めてコンロから下ろし、ピンが下がるまで自然放置する。

03 蓋をあけ、木のしゃもじで十字に切り、天地返しをする。

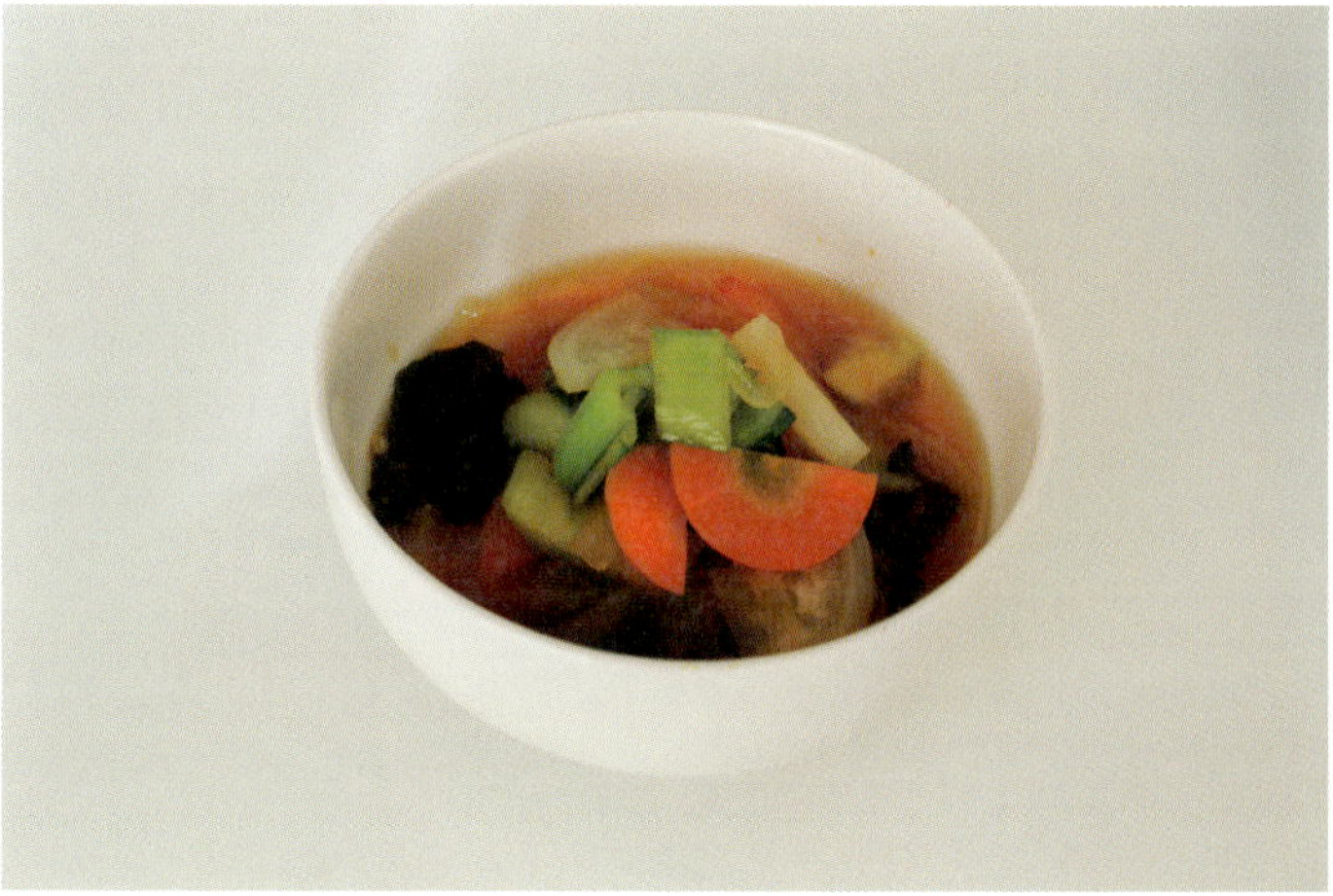

基本のお味噌汁

材料（２人分）
乾燥わかめ…0.5g
水…２カップ
大根…2cm
にんじん…1/3本
小松菜…１束
麦味噌…大さじ１～１と1/2

作り方
01 大根、にんじん、小松菜は食べやすい大きさに切る。

02 鍋に水と乾燥わかめ、大根、にんじんを入れ、火にかける。沸騰してから15分煮る。

03 小松菜を加え、火を止めて、味噌を溶き入れる。

塩もみサラダ

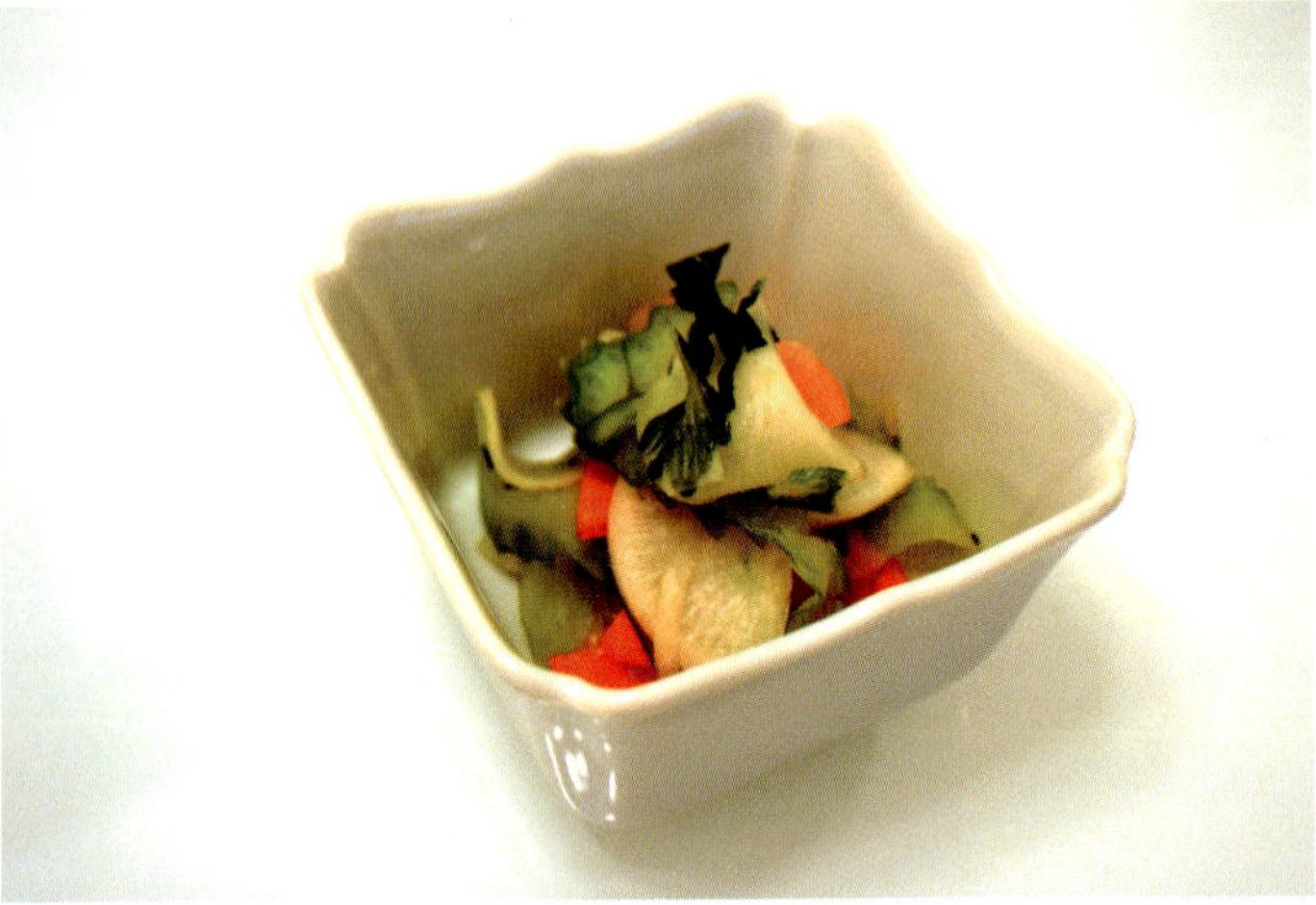

材料（2人分）

大根…3センチ幅
にんじん…1/3本
キャベツ…2枚
塩…適量（1グラム〜2グラムほど）

作り方

01 ボウルに食べやすい大きさにカットした野菜を入れる。

02 塩を入れ、手でよくもむ。もんでいるうちに野菜から水分が出てしんなりする。味見をして、ほのかに塩分が感じられるくらいが良い塩加減。あまり塩分が薄すぎるとしんなりしません。また、塩分が強すぎると体に負担がかかるので、気をつけましょう。

03 もみ終えたら野菜にラップをして、30分ほど置いてなじませる。

04 30分経ち、野菜から水分が出て、野菜に艶が出ていたら出来上がり。塩分が少なく乾燥していたら、少し塩を足してさらにもみ、もう一度ラップをしてなじませる。

塩もみサラダのポイント

- 塩もみサラダは、野菜を切ってすぐにもみ始める。野菜が乾燥しないように気をつける。
- 塩分量はもんでいるときにしっかりと水分が出るくらいの量。
- 塩分が強くなりすぎないように気をつける。
- もむときはしっかりと圧をかけること。

塩もみサラダの効能

- 生野菜は、加熱した野菜と違い酵素がたっぷりとれる。人間は一生で消費する消化酵素が決まっているため、こういった生の野菜からたくさんの酵素を取り入れ、消化を助ける。
- 生野菜は、野菜のビタミン、酵素が残っているため、みずみずしい肌を作ってくれる。美白効果もある。
- 生野菜は消化に悪いので、塩でもむことにより消化しやすくなる。また、塩でもむと野菜の表面についている乳酸菌が活性化し、軽い発酵食品になる。これで1週間冷蔵庫で保存できる。（保存中は、ときどき混ぜましょう）
- 食べすぎは消化に良くないので注意する。
- 赤ちゃんに食べさせる場合は、塩でもんだ状態からみじん切りなどにして、消化しやすくして食べさせると良い。

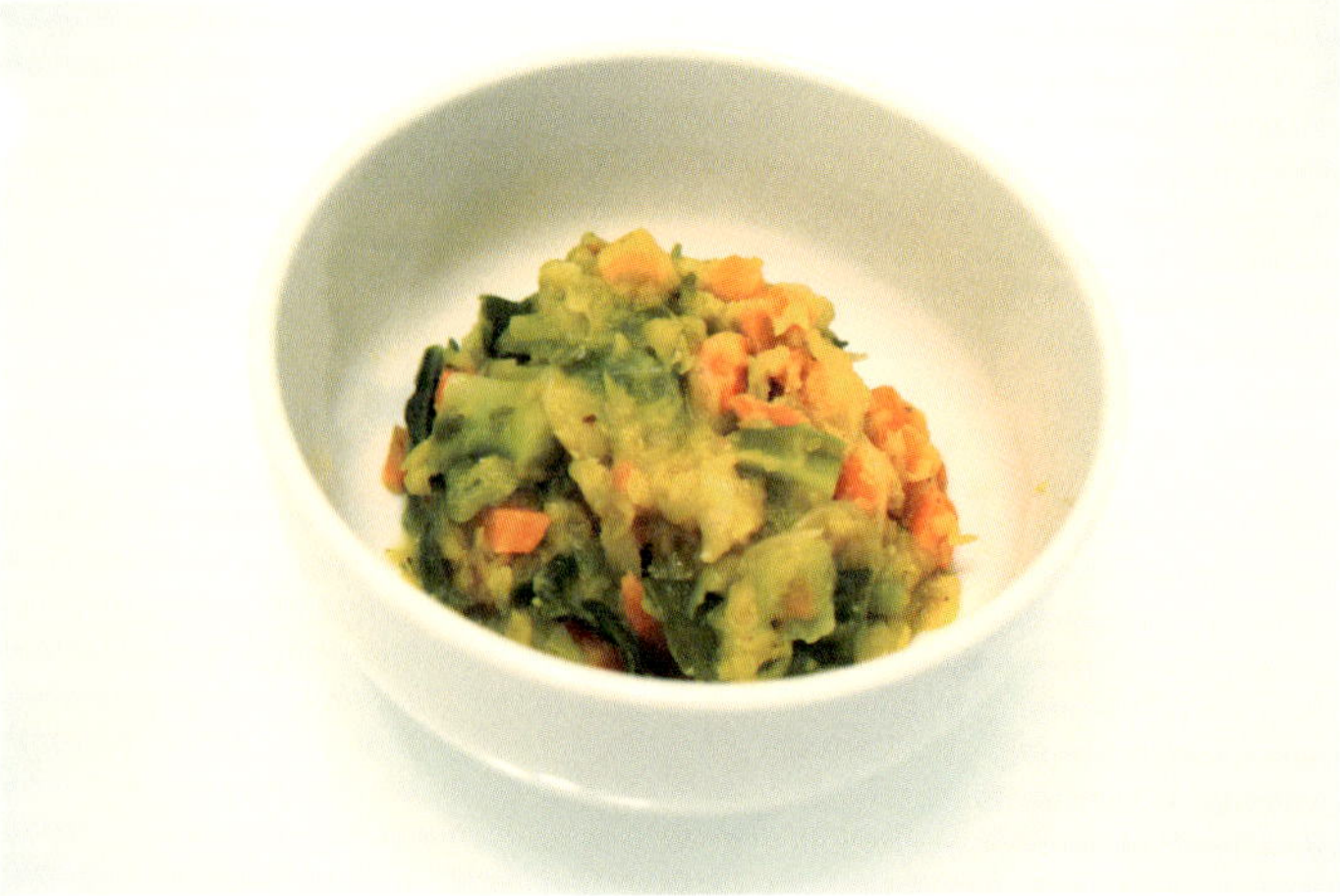

レンズ豆のイタリアン煮込み

材料（2人分）
レンズ豆…65g
にんじん…1/2本
玉ねぎ…1/4個
キャベツ…2枚
乾燥バジル…小さじ1
にんにく…1カケ
オリーブオイル…小さじ1
塩…小さじ1/2
水…200cc

作り方

01 にんじん、キャベツ、玉ねぎはさいの目切りに、にんにくはみじん切りにする。

02 鍋にオリーブオイルをしき、にんにくを炒める。香りがしてきたら玉ねぎ、にんじん、塩、乾燥バジルを入れて炒める。

03 10分ほど炒めたらレンズ豆と水を加え、鍋の蓋をしめて、中火で15分煮る。焦げつきそうになったら少し水を加え、焦げないように気をつける。

04 キャベツを加え、鍋の蓋をしめて、完全に水分が無くなるまで煮る。

【効能】レンズ豆は豆の中でも栄養価が高く、たんぱく質が少ないため、アトピーにとても優しい豆です。毎日食べてもOK。

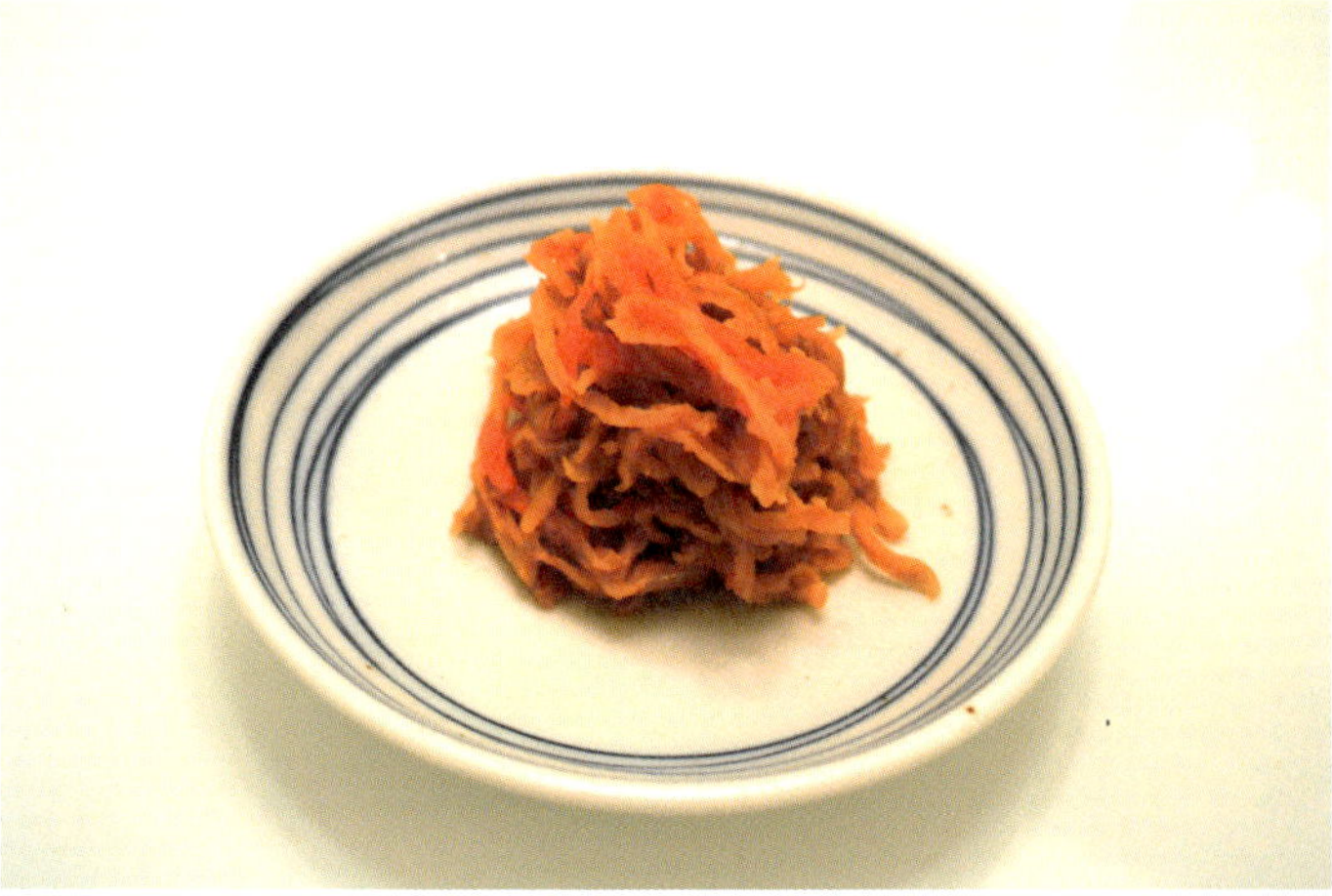

切干大根の煮物

材料（2人分）

切干大根…1/3袋
にんじん…1/4本
玉ねぎ…1/4個
醤油…小さじ1
塩…少々
ごま油…小さじ2

作り方

01 切干大根はボウルに入れて水を注ぎ、10分ほど戻す。

02 にんじん、玉ねぎは千切りにする。

03 フライパンにごま油をしき、玉ねぎを中火で炒める。

04 切干大根と切干大根の戻し汁、にんじん、醤油、塩を入れ、沸騰するまで強火にし、沸騰したら弱火にして汁気が無くなるまで煮る。

【効能】体に蓄積した毒素・脂肪などを解毒する作用がある。

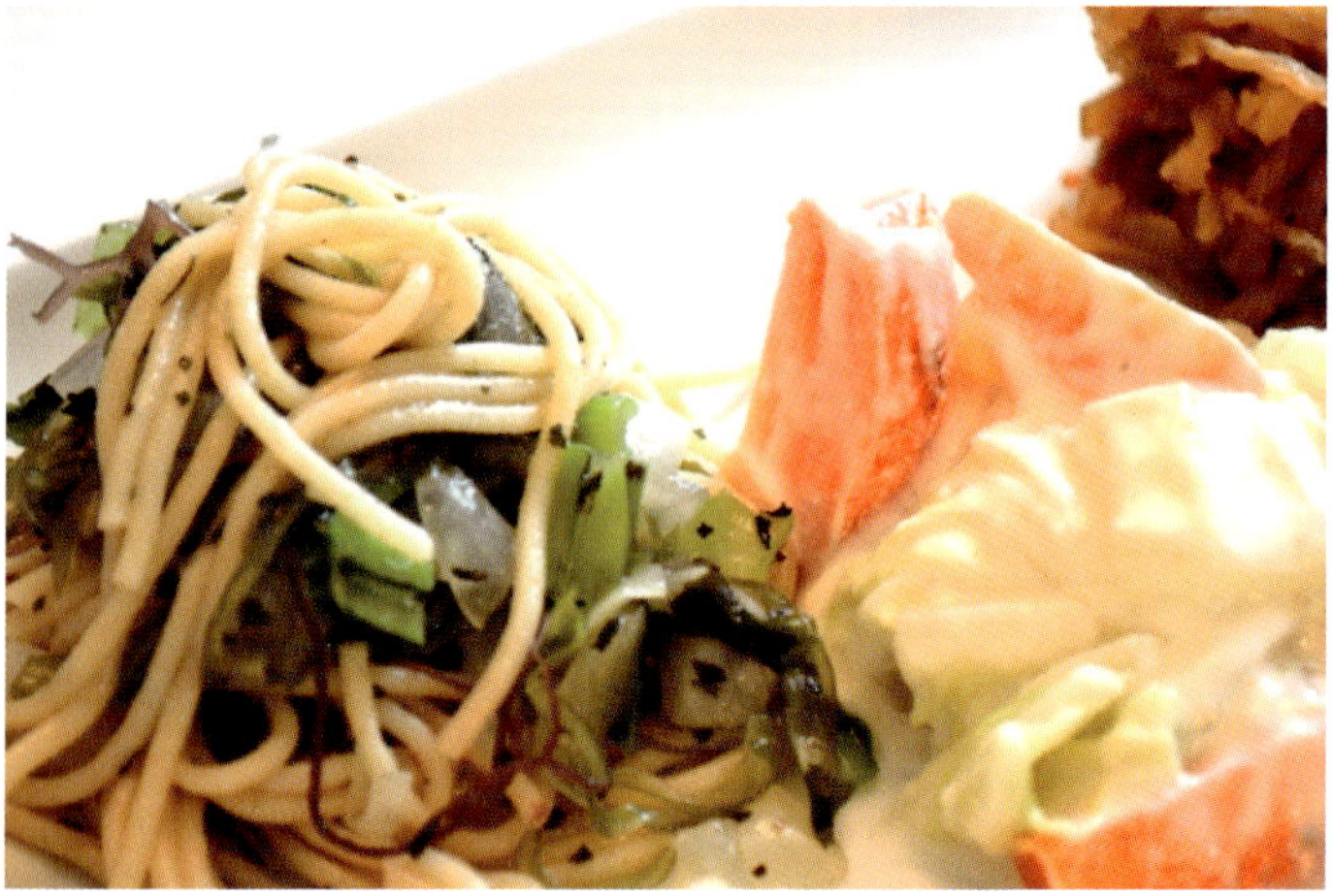

海藻バジルパスタ

材料（２人分）

全粒粉パスタ…120g
パスタを茹でる時の塩…大さじ１
小松菜…１把
玉ねぎ…1/2 個
にんにく…１カケ
乾燥バジル…小さじ 1/2
海藻ミックス…5g
塩…小さじ１
オリーブオイル…大さじ１
パスタの茹で汁…65cc

作り方

01 玉ねぎ、にんにくはみじん切りにし、小松菜は 1cm 幅にカットする。

02 海藻ミックスは水で戻してよく洗い、水気を切っておく。

03 パスタは、鍋にたっぷりの水と塩を入れて、沸騰してから７分茹でる。

04 鍋を中火にかけ、オリーブオイルをしき、にんにくを入れる。にんにくの香りがしてきたら、玉ねぎ、乾燥バジル、塩を入れ、弱火でじっくり10分ほど炒める。途中、焦げつきそうになったら、水を加える。

05 海藻ミックス、小松菜も加え、さっと炒めたところで、茹でたパスタと茹で汁を加えて、具とパスタを絡める。

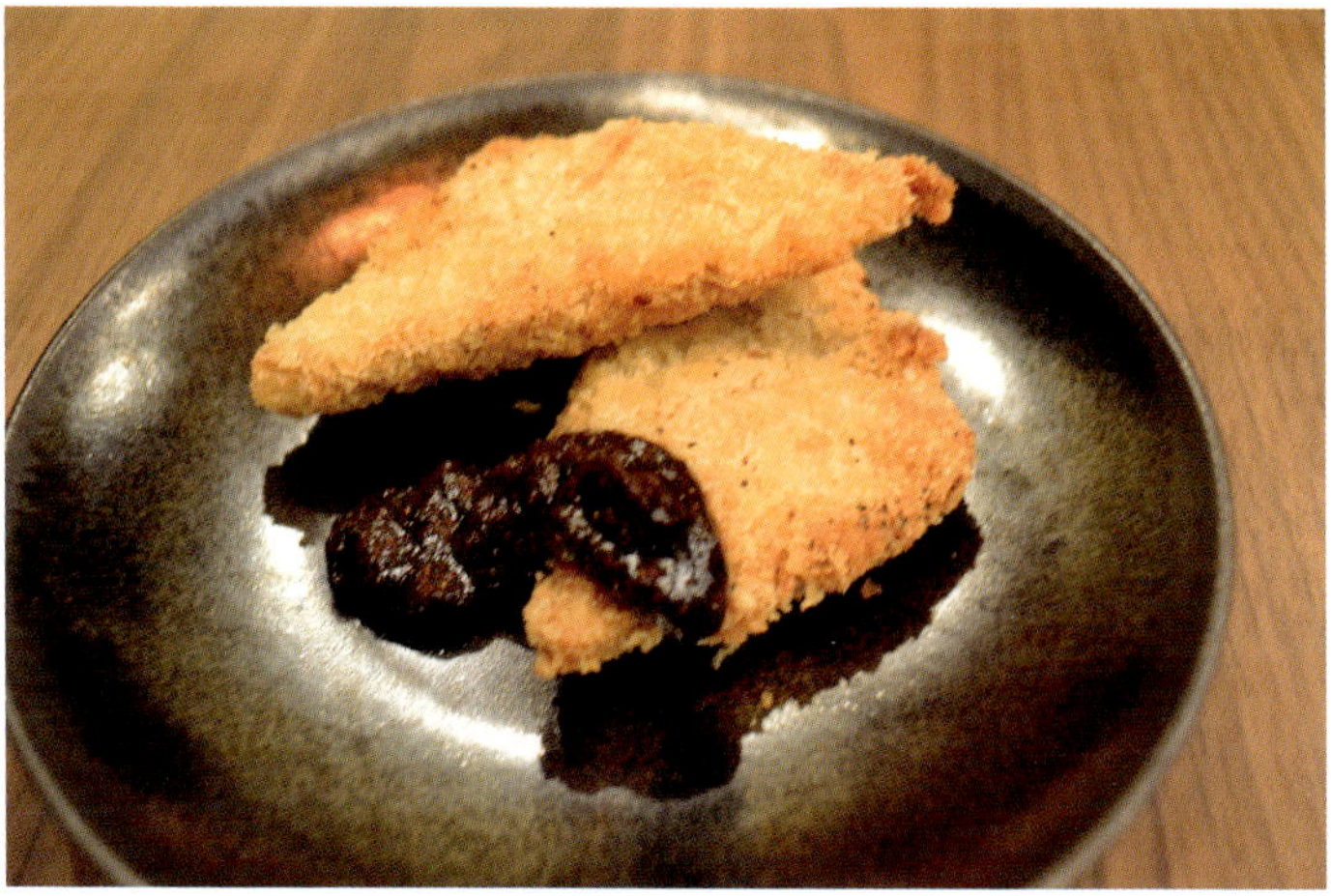

高野豆腐のカツ

材料（２人分）

高野豆腐…３枚
水…700cc
醤油…小さじ 1/2
塩…少々
乾燥昆布…1cm 四方
地粉…40g
水 (地粉を溶く用)…50cc
パン粉…適量
菜種油…適量
＜バルサミコソース＞
バルサミコ酢…小さじ 2
豆味噌…大さじ 1
メープルシロップ…小さじ 1

作り方

01 高野豆腐は水 700cc で 30 分ほど戻しておく。

02 鍋に昆布をしき、高野豆腐と戻し汁、醤油、塩を加えて強火にかける。蓋はあけたままで良い。

03 沸騰したら中火にし、水分が無くなるまで煮詰める (常にグツグツさせた状態)。高野豆腐が大きければ半分にカットする。

04 地粉と水を合わせて溶き粉を作り、別皿にパン粉を用意する。

05 ③の高野豆腐に、溶き粉、パン粉の順で衣をつける。

06 鍋をよく熱して菜種油を流し入れ、中火でこんがりキツネ色に揚げる。

07 バルサミコソースを作る。バルサミコ酢、豆味噌、メープルシロップを合わせて、泡立て器などで混ぜる。

08 揚げた高野豆腐を器に盛りつけ、⑦をかける。

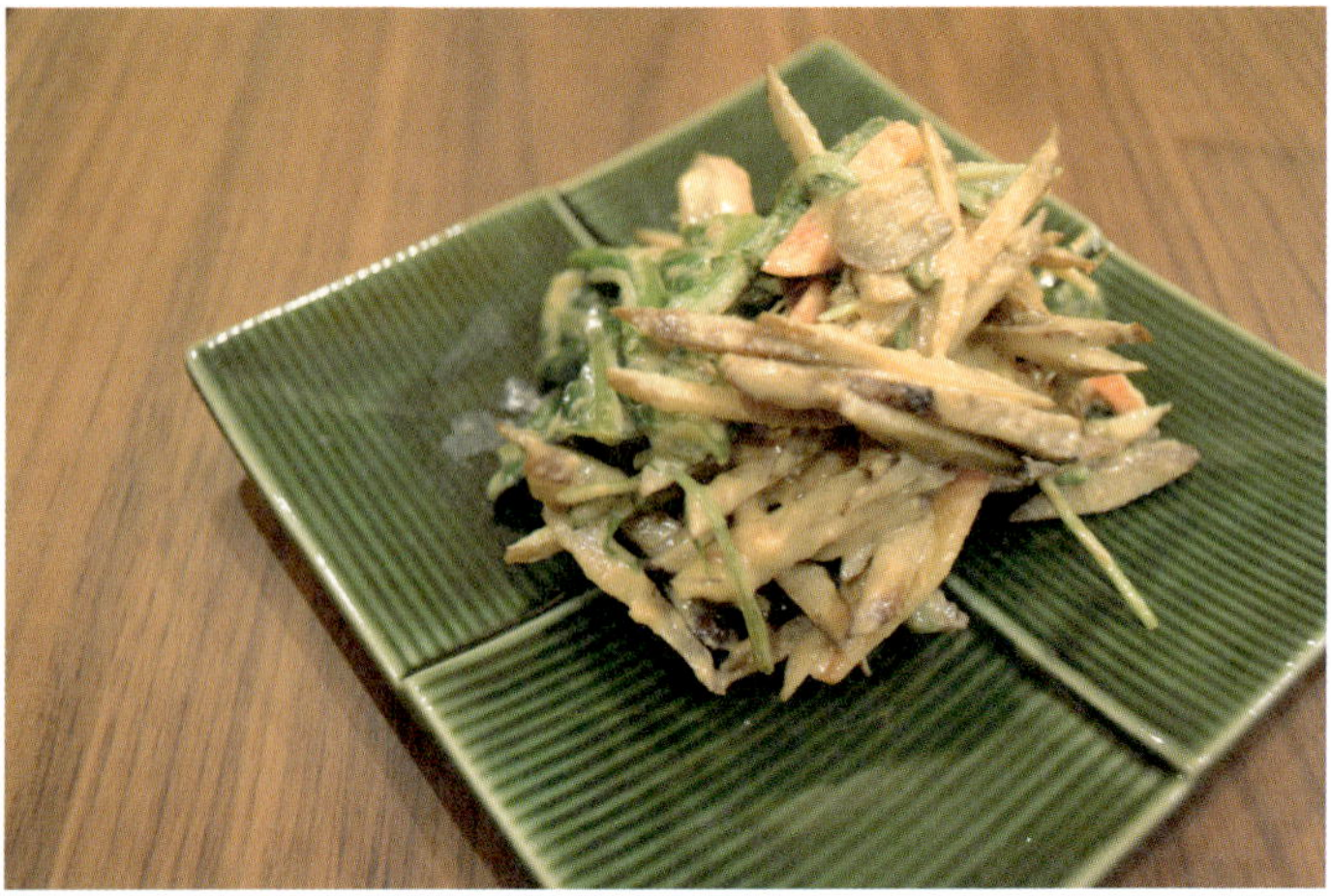

ごぼうとにんじんの濃厚ごまサラダ

材料（2人分）

ごぼう…20cm
にんじん…1/2本
キャベツ…1枚
豆乳…大さじ1
白ごまペースト…小さじ2
醤油…小さじ2
玄米酢…小さじ2
麦味噌…小さじ2

作り方

01 ごぼう、にんじんは千切りにして5分茹でる。キャベツは1分茹でてから食べやすい大きさにカットする。

02 ボウルに調味料をすべて入れて、泡立て器などでよく混ぜ合わせ、①の野菜と合わせて、なじませる。

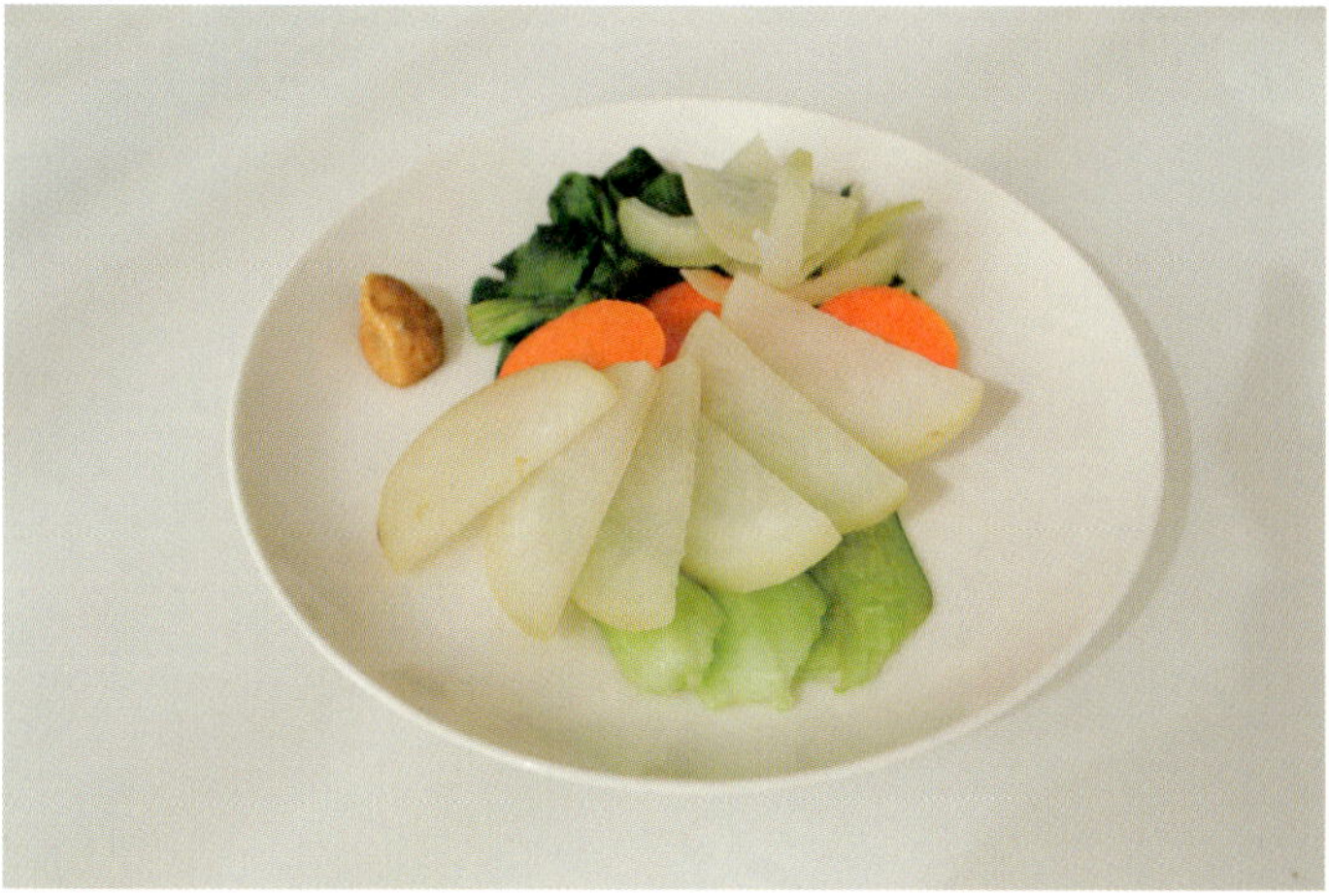

シンプルな茹で野菜

材料（2人分）

大根…3cm
にんじん…5cm
小松菜…1把
(その他お好みの野菜：
かぼちゃ、かぶなど)
水…適量
塩…1つまみ

作り方

01 大根は1.5cm幅にカットし、半月切りにする。にんじんは1cm幅の輪切りにする。

02 鍋にお湯を沸かし、塩を1つまみ入れる。大根、にんじんを入れて茹でる。竹串をさしてスーッと通ったら鍋から上げる。

03 小松菜を沸騰した鍋に入れ、色鮮やかになったらすぐに上げ、4cm幅にカットする。

04 茹でた野菜を盛りつける。

【食べ方】茹でてそのまま食べるのがおススメ。何かソースを手作りしても良い。その場合は塩分のとりすぎに注意。

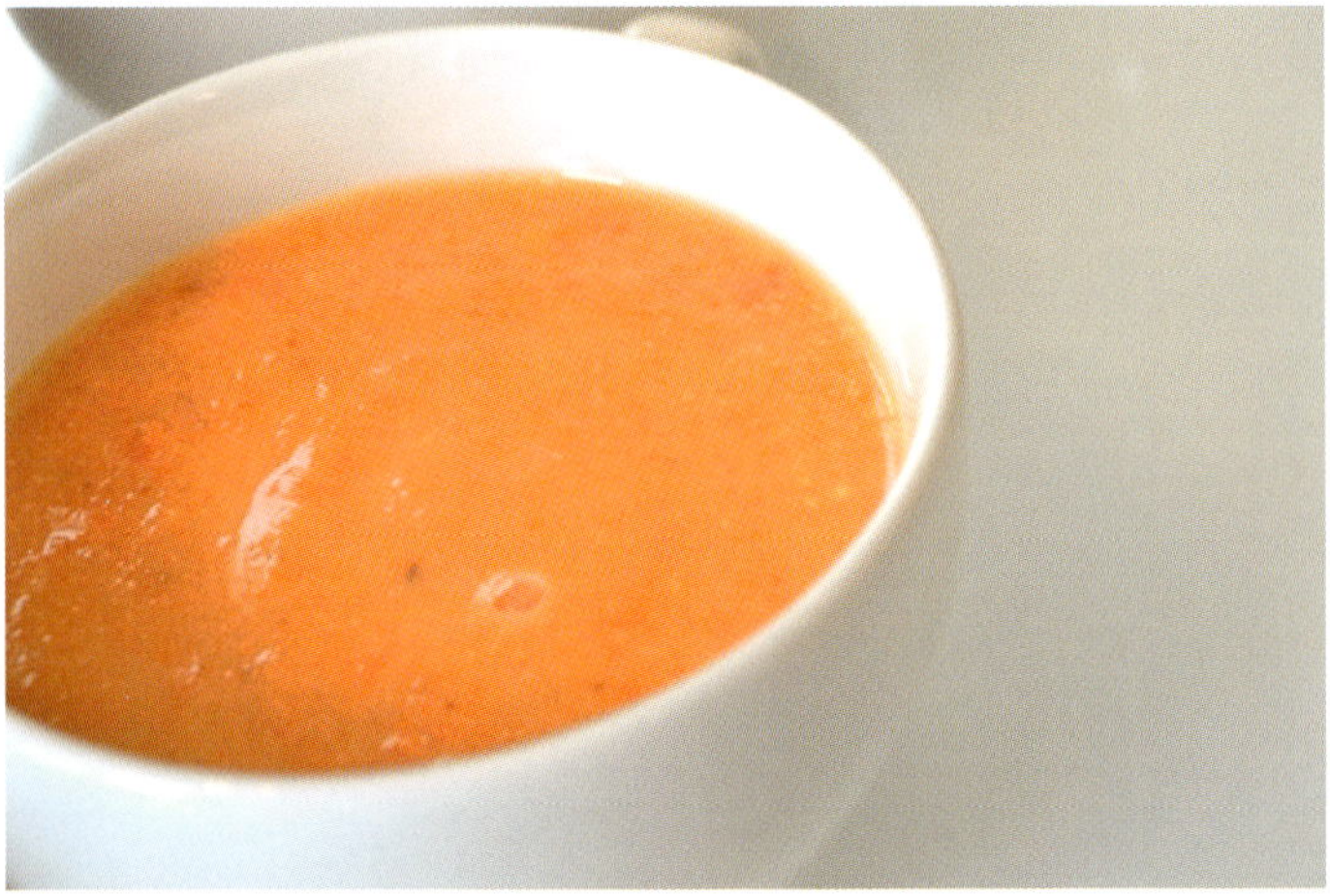

にんじんのポタージュ

材料（２人分）

にんじん…１本
玉ねぎ…1/2 個
水…150cc
塩…1.5g
豆乳…150cc

作り方

01 玉ねぎは千切りに、にんじんは 2cm 程度にカットする。

02 玉ねぎはウォーターソテーをして、しんなりしてきたら、乱切りにしたにんじん、塩、水を加え、沸騰してから中火で 15 分煮る。(にんじんの柔らかさを確認すること)

03 火を止めて、②をブレンダ―にかけ、クリーム状にする。

04 豆乳を加える。弱火にかけ、沸騰させないように３分煮る。

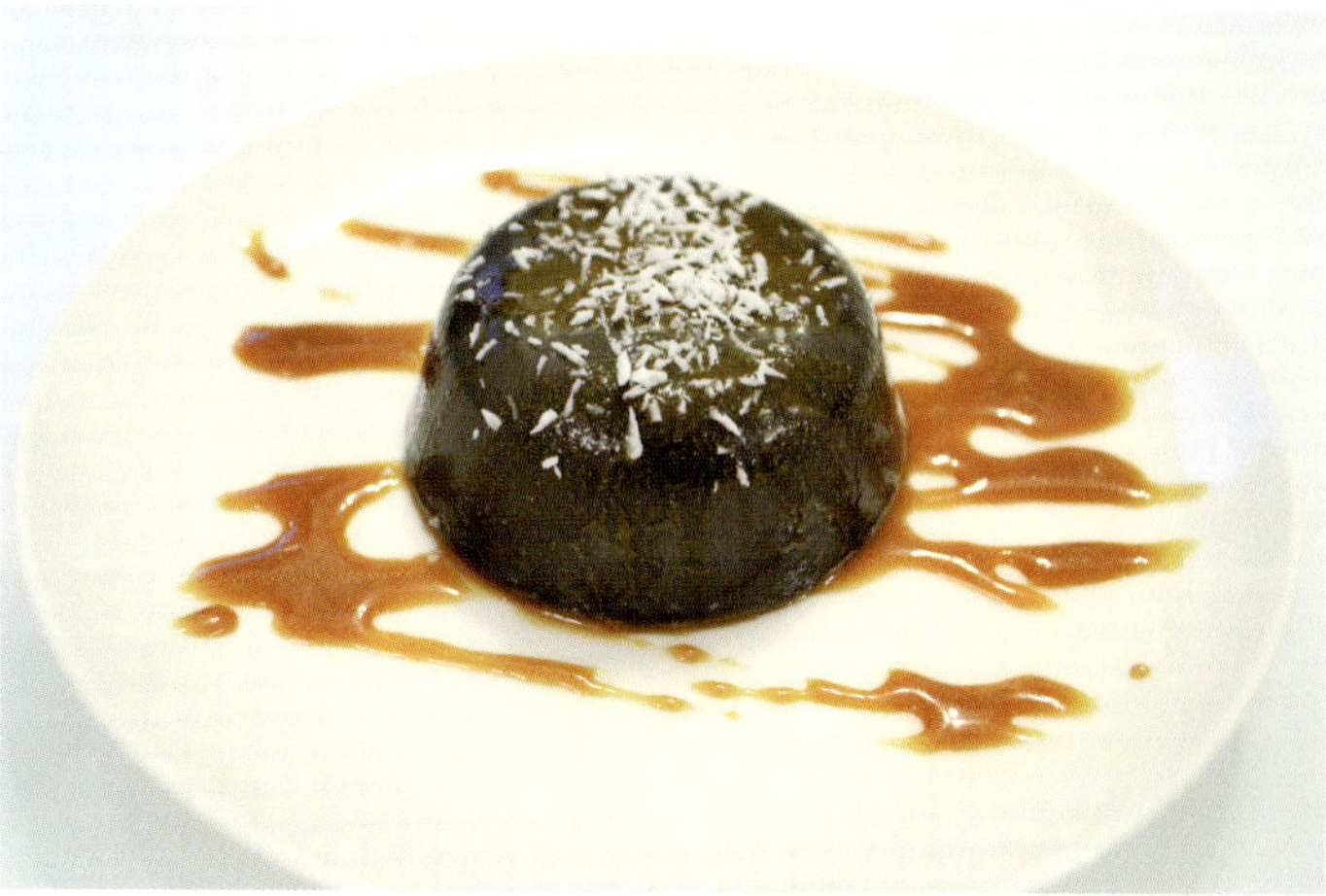

黒ごま豆乳プリン

材料（カップ２個分）

黒ごまペースト…20g
豆乳…200cc
水…50cc
葛粉…13g
粉寒天…1g
甜菜糖…20g
塩…小さじ 1/4
<カラメルソース>
メープルシロップ…30g
きな粉…5g
<かざり>
ココナッツフレーク…少々

作り方

01 鍋に豆乳、黒ごまペースト、甜菜糖、葛粉、粉寒天、塩を入れ、泡立て器でかき混ぜてだまをなくす。

02 鍋を火にかけ、絶えずかき混ぜる。沸騰してしっかりとろみがついたら火を止め、型に入れて氷水で冷やし固める。

03 <カラメルソース>を作る。メープルシロップときな粉をボウルに入れ、混ぜ合わせる。

04 固まった②に<カラメルソース>をかける。<かざり>にココナッツフレークをかけても良い。

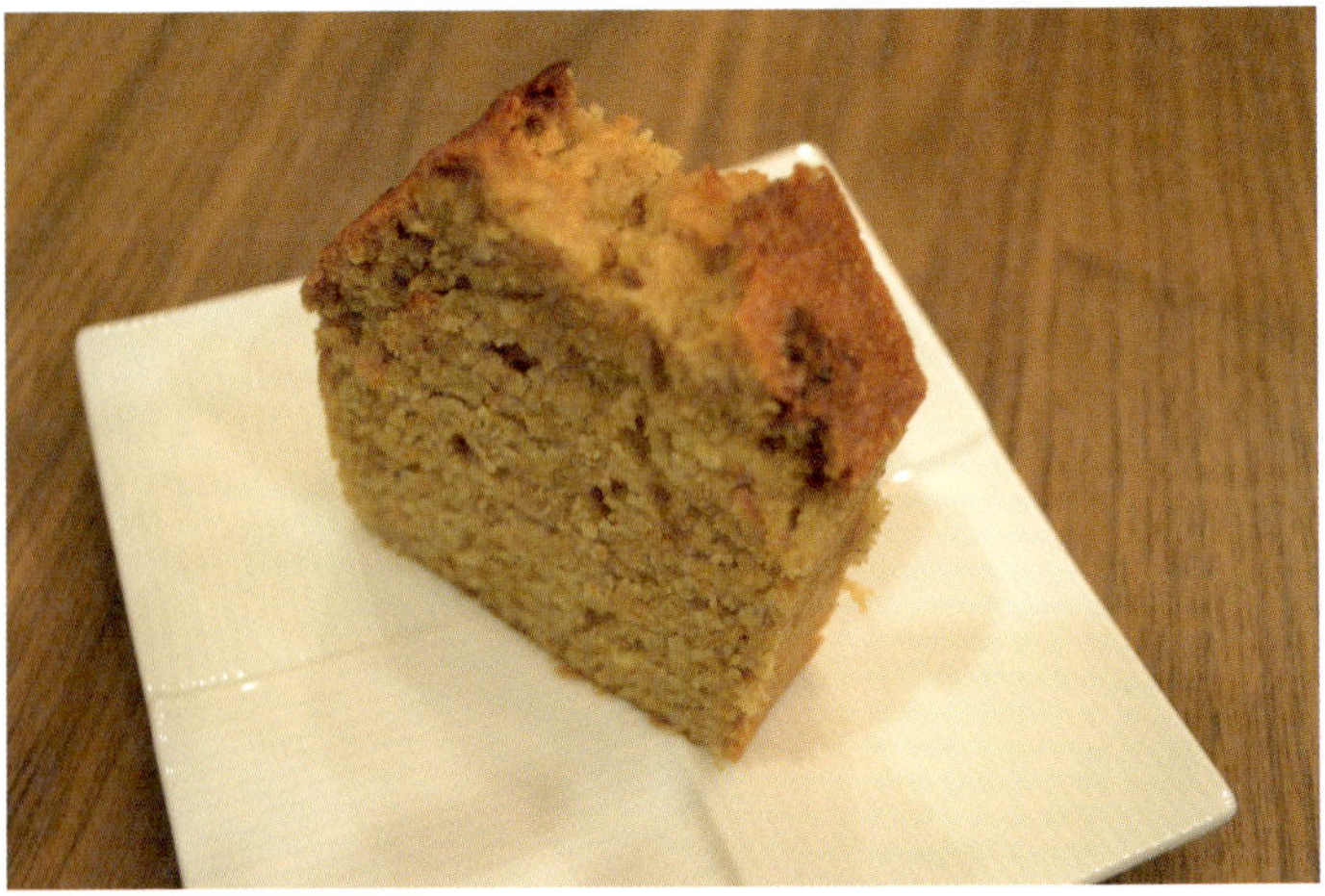

おからのパウンドケーキ

材料（パウンドケーキ型１個分）

A
- 地粉…130g
- 全粒粉 (完全粉)…70g
- ナチュラルベーキングソーダ…小さじ 1/3

B
- 甜菜糖…95g
- 水・・・50cc

C
- メープルシロップ…100cc
- 豆乳…100cc
- 塩…小さじ 1/3
- 菜種油…50cc
- ドライおから…20g
- 水…100c

作り方

01 材料Aをボウルで合わせ、粉がだまにならないよう泡だて器でかき混ぜる。

02 小鍋に材料Bを入れて火にかけ、甜菜糖シロップを作る。別のボウルに材料Cと甜菜糖シロップを入れて混ぜ合わせる。

03 ②のボウルに①を入れて、ヘラでさっくりと混ぜ合わせる。このとき、①は３～４回に分けて入れる。パウンドケーキの型に入れ、180度に熱したオーブンで45分焼く。

DAY 1
お仕事日

朝

- 玄米ごはん
- お味噌汁
- 塩もみサラダ
- 納豆

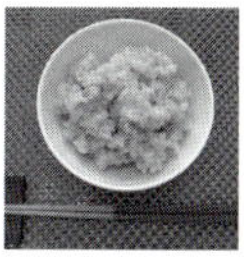
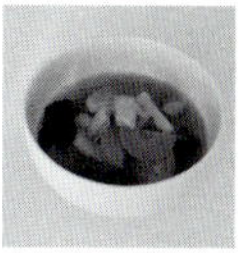
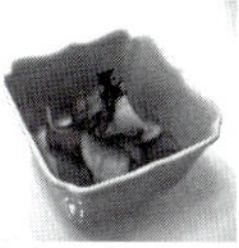

昼

- 玄米おにぎり
- 切干大根の煮物
- 塩もみサラダ
- レンズ豆のイタリアン煮込み

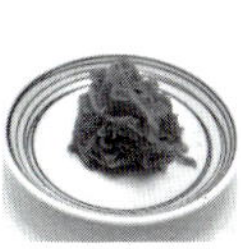
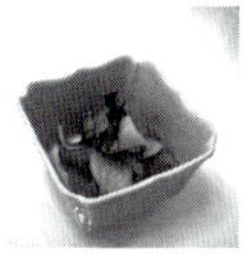
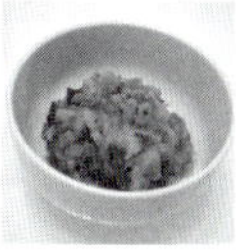

夜

- 玄米ごはん
- にんじんのポタージュ
- 塩もみサラダ
- 高野豆腐のカツ
- シンプルな茹で野菜
- 黒ごま豆乳プリン

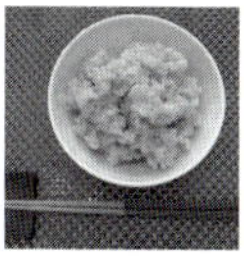
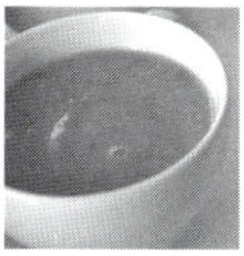
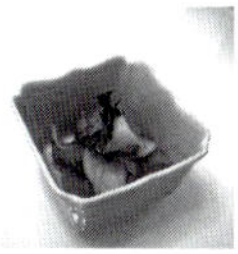
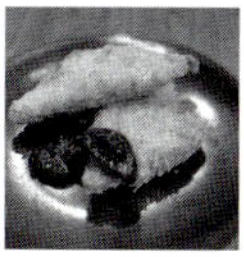
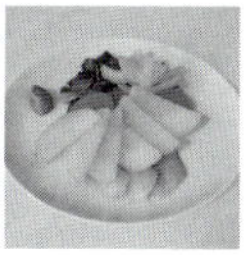
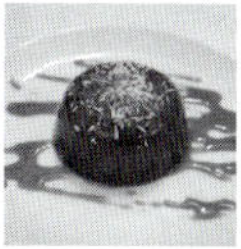

DAY2
休日

朝

冷やごはんで玄米のお粥

お味噌汁

塩もみサラダ

納豆

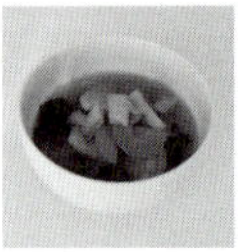
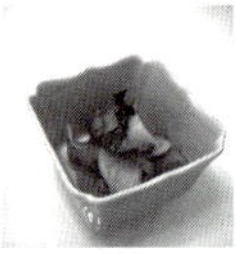

昼

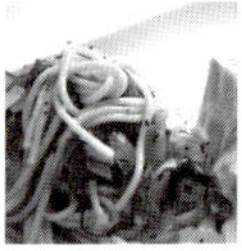
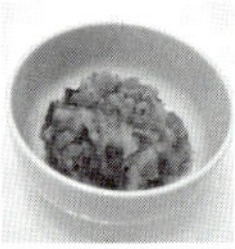

海藻バジルパスタ

昨日のレンズ豆のイタリアン煮込み

塩もみサラダ

シンプルな茹で野菜

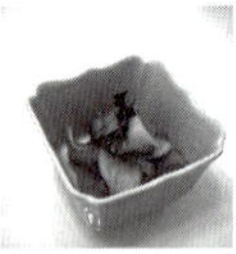
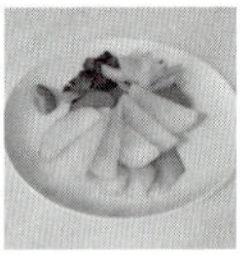

休日におやつを手作り

おからのパウンドケーキ

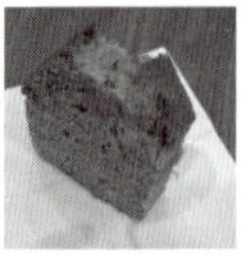

夜

雑穀入り玄米ごはん

オートミール de 肉団子

ごぼうとにんじんの濃厚ごまサラダ

塩もみサラダ

おすまし

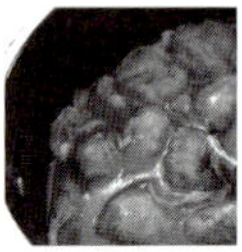
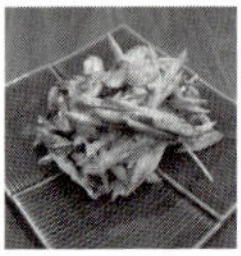
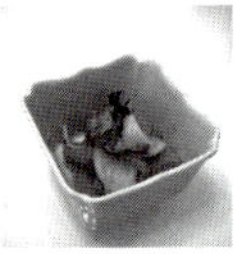

CHAPTER 4

第4章

メンタル95%、食事５％で人生が変わる！

アトピーに慣れた体はアトピーに戻ろうとする!?
～クレイビング現象～

あなたが今日から食事を変えてみると、今まで経験したことのない様々な出来事を次々と体験していくでしょう。

その1つが、健康になりたいと思って始めたのに、なぜか体が不健康に向かっていく現象です。これを**「クレイビング現象」**と言っています。クレイビング現象とは、英語で「チョコレートが欲しくてたまらない」ことを、「have a craving for chocolate（チョコレートが欲しくて仕方がない）」と言うことからつけられた名称で、昔に食べた肉や魚を思い出して、「食べたくて仕方がない」状態になることを「クレイビング現象」と言います。

頭では「肉や魚を食べない方がいい」と分かっているのに、どうしようもなく食べたくなってしまうということです。これは、あなたが今までよく食べていたものに対してよく起こることです。例えば、毎日パンを食べる習慣があったら、クレイビング現象が起こり、やめようと思ってもパンを食べたくなってしまうのです。

体にもクレイビング現象が現れます。食事を変えると、排毒つまり毒素が出てきます。いい食事をしているはずなのに、毒素が出て肌荒れが今までよりも強く出る。これは、あなたの体の中の毒素を出しているので、実はとても良いことなのですが、体は野菜生活に慣れていないので混乱し、調整しながら（つまり体質改善です）今までの毒素が出てくるのです。

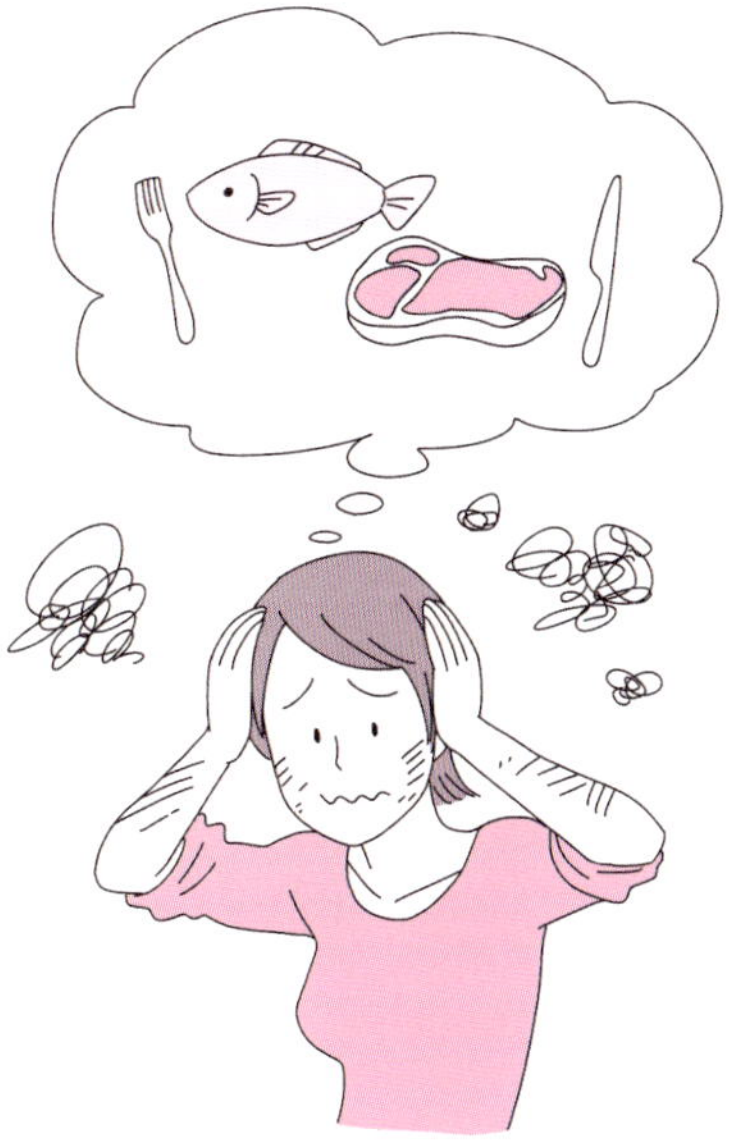

この時期に、よくメンタルも不安定になります。こういうときは**「自分の体は今、新しく生まれ変わるために調整しているのだ」**と考え、焦らずに待ちましょう。ここでまた焦って、薬を使ったり、食事をやめてしまえば何の意味もありません。クレイビング現象は、あなたが食事をしっかりやっている証拠なのです。だからこそ、今まで好き好んで食べていたものが恋しくなったりしてしまうのです。ときには欲望に負けて食べてしまうこともあるでしょう。しかし、諦めないことです。

あなたの体の不調の年月が長ければ長いほど、不調から離れるために要する年月も長くなります。それだけ、不調とあなたの体が共存しているのです。

不調であるあなたが健康になるということは、体が新しくなる、新しいあなたの誕生でもあります。ですから体も感情も変化し、不安定になるのです。

でも、大丈夫です。誰でもいっぺんに完璧にできる人などいません。今まで私は、パンをやめられない人をたくさん見てきました。甘いものがやめられずに1年以上かかった人もいました。それでも皆さん、クレイビング現象を乗り越えて新しい自分に生まれ変わっていきました。何年かかってもいいのです。焦らずに、何度もトライしてみることです。

また、食事のやり方が間違っていても、今まで欲しくなかった甘いものや、パンなどが急に欲しくなることがあるので、そのようなときは、もう一度自分のライフスタイルと、食生活を見直しましょう。どうしても1人でできなければ、指導を受けてみましょう。

「アトピーキュアレシオ」の食事バランスに慣れ、3年も5年も経過してくると、今度は逆に、体が健康と共存することで、なかなか不健康になりづらくなります。あなたの今の体は不健康に慣れてしまっていますが、健康に慣れるととても楽になります。ちょっとやそっとのことでは不調にならなくなります。

そんな丈夫な体をぜひ目指しましょう! とても身軽で、毎日がきっとハッピーになりますよ。

治るメンタル、治らないメンタル

これまで私は、どうしてアトピーやアレルギーになるのか？ アトピー・アレルギーの原因、対策と食事についてお話ししてきましたが、実は、アトピーやアレルギーを治すために一番大切なのは**「メンタル」**なのです。食事よりも、原因を知ることよりも、一番大事なのは、あなたの今現在の「メンタル」です。

なぜなら、私が今までに数多くのアトピー・アレルギーの方をカウンセリングしてきた経験上、アトピーやアレルギーを治すには、**95％がメンタルにかかっている**ということが事実だからです。

では、具体的に、治すためにはどういうメンタルが必要なのでしょうか？

〔治るメンタル〕

・夢を持っている。
・素直な気持ちを持っている。

・とにかく、治すことにイキイキ! としている。
・排毒を、ポジティブに捉えている。
・「自分は絶対に治る」と信じている。
・治る前から、楽しみを見つけ、行動している。
・「もし、治らなかったら……」ということを一切考えない。
・常にどんなときも笑顔。

私が今まで経験した中で、アトピーやアレルギーが治る人は**「治るメンタル」**を持っています。逆に言うと、治らない人は**「治らないメンタル」**を持っています。

食事を学んでも、どんなに素晴らしい知識を学んでも、あなたのメンタルがもし「治らないメンタル」だったら、絶対に治らないでしょう。私が知る限り、アトピーやアレルギーを治すにはそれほどメンタルが重要なのです。

それでは「治らないメンタル」とは、どのようなメンタルでしょうか?

【治らないメンタル】

・「治したい」というより「治さなければいけない」と思っている。「早く治さなきゃ」と思っている。

・〝排毒〟にばかり心が捕らわれて、楽しみを見つけられない。排毒を楽しもうと努力しない。

・常に「痛い、痒い、だるい」……という気持ちが先に出てしまう受け身の状態で、自発的に「がんばろう！ 乗り越えよう！ 楽しもう！ 治っている！」と思えない。常に、積極的に自分から治そうという気持ちではなく、受け身の状態で〝治る〟のを待っている。

・「自分は人と違って治らないのではないか……」と、治らないことを考えてしまう。

・人のアドバイスが素直に飲み込めない。どこかで「自分は違う」と思っている。

・「治ったら、キレイな洋服を着たい、肌を見せたい」など、目標が小さい。もしくは、ワクワク、心が躍るような夢や目標がない。

他にもたくさんありますが、代表的な「治らないメンタル」は以上のようなものです。

治らない人の共通点は、とにかく何事も楽しんでいないことです。「治さないといけない」という義務感や、「辛い」という悲観的な感情に捕らわれています。自分のアトピー（アレルギー）という殻に閉じこもっているのです。

あなたの現在のメンタルはどうでしょうか？「治らないメンタル」だったのではないでしょうか？

「ああダメだ。私は治らないメンタルだから、このままではいくら食事を気をつけても絶対にアトピーが治らない……」

そんな風に思ってしまったかもしれません。

大丈夫です！もし今あなたのメンタルが「治らないメンタル」だったとしても決して心配ありません。

なぜでしょうか？

それは、私が今まで何百人とカウンセリングをしてきた経験では、アトピーやアレルギーに苦しんでいる人は「治らないメンタル」が圧倒的に多いのです。初めて私と会った状態では100人中、90人くらいが「治らないメンタル」を持っています。しかし、私とカウンセリングを行うことにより、90人中、80人のメンタルが「治るメンタル」に変わり、アトピーが治っていきます。

だから今あなたのメンタルが「治らないメンタル」だとしても大丈夫です。今この瞬間から「治るメンタル」に変えていけばいいのです。今からでも決して遅くありません。

「治るメンタル」に変わるためのメンタル対策

……とはいえ、すでにお気づきだと思いますが、90人中、10人は「治らないメンタル」のまま、変わらないこともあるのです。それは、アトピーやアレルギーでいる時間、育ってきた環境、両親、日々の生活で染みついたネガティブ思考、そういったものに関係しています。つまり、長い期間をかけて体や心に同化してしまった「治らないメンタル」から抜け出せないのです。

なぜ、「治らないメンタル」が出来上がってしまうのか？

原因は、育ってきた環境が一番多いでしょう。「三つ子の魂百まで」と言いますが、まさに小さいときにメンタルはある程度出来上がり、また小学生まででメンタルが固定化されます。それまでに、人とのコミュニケーションが乏しい、親との問題がある……など、何らか自分の心が表に出せない状況が重なり、そのまま大人になってしまう方に「治らないメンタル」が多いのです。

現在は、ゲームが増え、人とのコミュニケーションをしない子供、または都会では、近所づき合いがない環境のため、さらにコミュニケーションができない子供、そして大人が増えています。そうした環境が、病気になりやすいメンタルを作っているのです。

そういった方に対して私は、カウンセリングにより、自分の問題点を自覚してもらい、少しずつ対策し、改善していくことで〝本当の自分〟つまり**〝やりたいこと、やりたいようにできる感情〟**を呼び覚ましています。

多くの人は〝言いたいけど、言えない。やりたいけど、やれない〟というように、自分に嘘をつきながら生活しています。つまり自分で自分の心や気持ちを抑えつけてしまうのです。これが、病気の始まりです。メンタルの対策は、自分の問題点を知り、自分の夢や、やりたいことを見つけ、**素直に行動できるようなメンタル**にしていくことです。

そして、**信じること**です。自分が治って幸せになれることを、お腹の底から信じ、行動することです。

もし、行動できないと感じていたら、それはまだ信じていない証拠です。

「今日お料理をしたら、100万円もらえる」と知ったら、絶対に料理をしますよね？　それは、100万円をもらえることを信じるから料理をするのです。

「アトピーやアレルギーが治る」と心から信じることができれば、必ず毎日行動できるのです。

どこかで、信じていない自分がもしいるとしたら、メンタルを対策していきましょう！

【治るメンタルに変えるメンタル対策】

・自分のアトピーやアレルギー、病気が「すべて治る」とお腹の底から信じること。信じなければ、本気の行動もついてこない！
・自分の悩みや不安を気軽に話せる仲間とコミュニケーションをとる。ネガティブな心から離れましょう！
・家に閉じこもったり、誰とも話さない状況を作らない。ストレスを発散しましょう！
・どんなときも、自分の楽しみを見つけ、楽しいことを考えるように努力する。ネガティブに執着するのではなく、楽しみに執着しましょう！　趣味や、好きなことを見つけましょう！

・夢を見つける。「元気になった後は、こうしよう、ああしよう」など〝何のために治すのか〟を明確にする。

さあ、あなたも今日から少しづつでも自分を「治らないメンタル」から「治るメンタル」へと変えていきましょう！　それがアトピーやアレルギーからあなたを解放する原動力となるはずです。

アトピー・アレルギーは、メンタル95％、食事5％で必ず自分で治せます。

ぜひ、信じて今日から一歩ずつ行動していきましょう！

CHAPTER 4

メンタル95%、食事5%で人生が変わる！

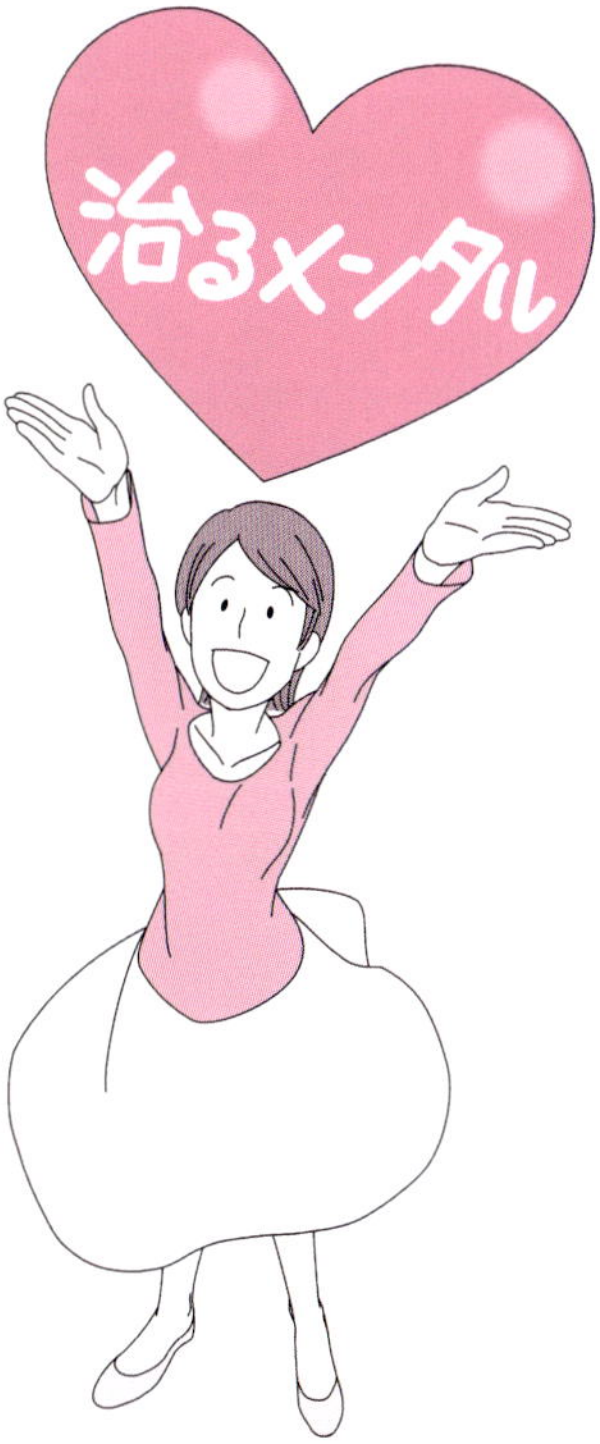

体　験　談

自分に自信が持てて、人に優しく接することができるようになりました！

吉田紗枝さん・25歳・生花店勤務・アトピーキュアレシオ実践歴　1年半

小さい頃からアトピー体質でしたが、症状は軽く、見た目では分からない程度でした。ただ、汗をかくと身体が痒くなり、夏など寝ている間に首や腕を掻きむしって血が出たりしていました。緊張して汗をかくと痒くなり、イライラしても痒くなり、焦ったり不安なことがあると痒くなりました。痒みが出て身体を掻きだすと、もう自分では抑えられないくらい掻いてしまって、後で後悔する……そんな繰り返しでした。

20歳を迎え、外食が増えてお酒を飲むようになると、アトピーが沸々と身体に出始めました。社会人になり、休みも少ない上に職場の人間関係での悩みがストレスになり、どんどん心と身体を蝕んでいきました。この頃には全身にじんましんが出たり、顔にもアトピーが出るようになりました。ほぼ毎日全身にステロイドを塗り、その上に保湿剤を塗り、顔にも薬（ステロイドではない）を塗っていました。

その頃はアトピーが治るなんて考えたこともなかった私ですが、甲斐さんのサロンへ初めて訪れたときに「治るよ～」と自信満々に言われたときの衝撃を今でも忘れません。「アトピーキュアレシオ」を始めたと同時に今まで使っていた薬をすべて捨て、この食事を信じて取り組んできました。

薬を止めると、今まで抑え続けてきていたアトピーが爆発し、顔はあっとゆう間に真っ赤になり、痒くてたまりませんでした。最初はそんな自分の姿が悲しくて落ち込んだりしていましたが、甲斐さんに「これは身体に溜まっていた毒素が出ている証拠だよ」と教えてもらい、いつからか気にならなくなり、それどころか頑張って毒素を出そうとしてくれている身体に感謝するようになりました。

私は顔からの排毒が一番強かったのですが、皮がたくさん剥けているうちに、新しい皮膚が柔らかくキレイになっていることに気づきました。そうして、それをどんどん繰り返していくうちに赤みや痒みが減り、気持ちも落ち着いてきました。それまでの食生活から一気に玄米菜食に切り替えて、日々の食事に物足りなさを感じたりもしましたが、甲斐さんのアドバイスやレシピを実践してとにかく続けました。

その結果、信じられないぐらいの変化が自分に起こったのです。

アトピーが断然良くなった! 酷かった花粉症も改善! 化粧品代や病院代にかけるお金が格段に減った(むしろ病院は行かなくなった)、毎日継続することで、自分に自信が持てた!

さらに自分の体調が良くなることで気持ちに余裕ができ、人に優しく接することができるようになったことに気がつきました。

この食事は、アトピーではなくても、確実に体と心に良い変化をもたらします。なんらかの不調を抱えている人、初めから「治らない」と諦めている人、とにかくこの食事を始めてみてほしいと思います。

体験談

鼻炎や肩こりも解消！“心の変化”がアトピー克服の要に！

安藤綾さん・33歳・主婦・アトピーキュアレシオ実践歴　1年10か月

0歳でアトピーと診断され、たくさんの病院に通いステロイド、プロトピック、漢方、民間療法etc．アトピーに良いとされるものはほとんど試してきましたが症状が改善されることなく、29歳で妊娠をしました。完全母乳で育てたい思いから“脱ステロイド”を決意しました。

食事、運動、半身浴、足裏マッサージなど試行錯誤を重ね、頑張っていましたが、激しい痒みの発作が起こると1時間は体中を掻きむしり、子供が泣いていてもその手を止めることができず、そんな自分を責めて鬱のような状態でした。

そんな中、出会ったのが甲斐さんの『アトピックケアサロン』でした。「アトピーキュアレシオ」の食事をサロンで初めて食べた直後に、全身が真っ赤に腫れ上がり、救急車で運ばれるほどの激しい排毒が始まりました。その後も、激しい痒み、冷え、むくみ、倦怠感など、体に溜まっていた毒がいろいろな形で出てきました。

今までのアトピー人生で、そこまで酷い状態になったことはなかったので、家族からは「本当に食事だけで治るのか」と毎日心配されました。しかし、29年間あらゆるアトピー治療を試してきた経験から、自分のアトピーを治すにはこの食事法しかないと確信していました。

そうやって2ヶ月半経つ頃には、みるみるうちにそれらの症状が和らぎ、長年悩んでいた鼻炎や肩こりも解消されました。

しかし、それ以上に驚きだったのは「心」の変化でした。それまで感情の起伏が激しく、攻撃的だった性格が、動物性のものや化学調味料を抜いたバランスの良い食事を続けていくうちに、だんだんと穏やかになっていったのです。

心が穏やかになっていくと、今まで凝り固まっていた考えも柔軟に考えられるようになり、「アトピーは親のせい！」とずっと責め続けてきた考えが、「ここまでアトピーを酷くしたのは自分のせいなんだ」と受け入れられるようになりました。その〝心の変化〟が長年アトピーを克服できなかった私の要となりました。

現在、この食事を続けて1年半です。まだ多少の痒みもありますし、季節の変わり目には咳や肩こりといった排毒があります。しかし、確実にアトピー克服への道を歩んでいる実感はあります。

食事で心が変わり、心が変わると病気が治る。この感覚を、ぜひ多くの人に体験してもらいたいと思っています。

体験談

信じて続けることで、薬を使うことなく、アトピーの症状を改善することができました！

伊藤弘美さん・20歳・学生・アトピーキュアレシオ実践歴　1年

私は小さい頃から肌が弱く、毎年のように季節の変わり目に手足の関節に湿疹ができて、病院で処方された塗り薬をステロイドだと認識せずに塗っていました。顔には常にニキビがあり悩んでいましたが、アトピーの症状は体にのみ出ていたため、そんなに深くは自分の肌について考えていませんでした。

しかし、大学に入学したのを機に、環境の変化や人間関係、勉強についていけないストレスからか、顔にもアトピーの湿疹の症状が出るようになりました。はじめは効いていた薬も徐々に効かなくなり、どんどん強い塗り薬を出されるようになり、湿疹は顔全体に広がっていきました。季節の変わり目はさらに悪化して、まともに人と会えず、外出する際にはマスクと帽子で隠しながら過ごし、精神的にも不安定になって毎日泣いていました。頼りにしていた最後にかかった主治医の先生にも「あなたは一生薬を使ってアトピーと上手くつき合って生きていくしかありません」と言われたときは絶望的な気持ちでいっぱいになりました。

でも、甲斐輝美先生に出会えたおかげで「アトピーキュアレシオ」の食事法を知って、実践したことで、薬を使うことなく、アトピーの症状を治すことができました！

長年悩みだった便秘がすっかり治り、目と口が開けられないくらい酷かった顔の症状は3カ月ほどで赤味が抜けて、半年ほどでお化粧ができるくらいにまでに改善しました。さらに化粧水や乳液などの保湿剤も必要なくなって、1時間に1回目薬を差すほどのドライアイも結膜炎も治りました。改善した不調は挙げればもっとあるのですが、なにより「アトピーキュアレシオ」の食事法で体の中の毒素を出すことができたおかげで、本当に体が軽くなり快適な体になれました！ 精神面の方も、食事を続けることによってだんだんと安定してきて、不安定で泣いたりする回数もすごく減りました。

「アトピーキュアレシオ」を始めたばかりの頃は症状が酷く出て不安になったりすることもあったのですが、輝美先生や治った方のお話を聞いて諦めずに信じて続けることができました。

まだまだ私の体には今まで生きてきた分の毒素が溜まっているのでこれからも排毒していくと思いますし、1年経った今また排毒で上半身と首に症状が出ています。でも去年までとは違い、薬を一切使っていませんし症状も軽いです！ 来年は今年よりもさらに症状が落ち着いて、より健康で快適な体にしていくために、これからも「アトピーキュアレシオ」の食事を楽しんで続けていきたいと思います。

薬を使っても治らなくて困っている1人でも多くのアトピーやアレルギーの方にこの食事法を実践してもらいたいです！ 甲斐輝美先生に出会えて、「アトピーキュアレシオ」を知れて本当に感謝していきます！ ありがとうございます！

Q & A

よくあるご質問

ここでは私が日々カウンセリングする中で、よく聞かれる質問についてお答えしたいと思います。「アトピーキュアレシオ」は今までにない食事法によるアトピー・アレルギーの対策ですから不安や疑問を感じる方も多いと思います。このQ&Aを読んで、少しでもそういった点が解消され、前向きに取り組んでいただければと思います。

Q1　排毒が起きない人はいますか?

A　排毒が起きない人はいません。必ず、食事、環境、ストレスから何らかの毒素を体の中に蓄積しています。「アトピーキュアレシオ」の食事は、毒素を排出する食事なので、始めると、1か月～半年以内に（出方には個人差がありますが）必ず排毒が起こるでしょう。それは、体の毒素が出ていることで、とても良いことなので、ポジティブにどんどん出していきましょう！

Q2　玄米は、毎食食べても大丈夫ですか?

A　毎日3食食べて大丈夫です。玄米は古代から食べられているもので素晴らしい食材です。正しい炊き方で、「アトピーキュアレシオ」の割合を守り毎日食べましょう。

Q3　玄米は、消化に悪いと聞きましたが……

A　確かに玄米は、白米に比べて消化に悪いです。なぜなら、食物繊維がたっぷり入っているからです。しかし、肉や、甲殻類の方が実は消化に悪いのです。玄米は、炊き方を間違えずに「アトピーキュアレシオ」の割合を守って食べれば問題ありません。食物繊維が、体の毒素を排出してくれる重要な役割です。

Q4　胃が弱いので、玄米が食べられません。どうしたらいいでしょうか?

A　まずは、玄米のお粥からスタートしましょう。もしくは、炊き立ての玄米ご飯をよく噛んで（50回以上）食べましょう。食べているうちに慣れてきます。あとは、玄米と肉の相性があまり良くないので、胃が弱いのなら、動物性を控えましょう。玄米を毎食食べることが大切です。

Q5　子供にも玄米を食べさせて大丈夫ですか?

A　はい、大丈夫です。歯が生えていない場合は、すりつぶしてお粥にしてあげましょう。

Q6　子供にも「アトピーキュアレシオ」の食事をさせようと思いますが、子供のときから、動物性を摂取しなくて成長できますか？

A　はい、成長できます。ただし、成長を止めるような、塩分が強い料理、根菜ばかり、葉野菜が少ない、ひじきや切り干し大根など煮物が多いなど、料理に偏りがあると、体のバランスが悪くなり、背が大きくならないなどあります。特に、塩分に気をつけ、バランスを重要視しましょう。

Q7　運動するのですが、タンパク質は足りますか？

A　運動量にもよりますが、毎日ジョギング、ウォーキング程度でしたら、「アトピーキュアレシオ」で問題ありません。何かアスリートのように、激しく運動するのでしたら、少し料理は塩分を濃いめにし、豆類や、玄米を増やし、タンパク質を多めにすると良いです。ちなみに、ベジタリアンでオリンピックで活躍した有名選手も多くいます。インターネットで、「ベジタリアン　アスリート」で検索してみてくださいね。

Q8　塩もみサラダを、子供が食べません。何か良い方法はありますか？

A　お子さんには、塩もみサラダは固く、味気がないものなので、みじん切りにし、お米に混ぜてあげたり、海苔を巻いて巻きずしにしてあげたり、工夫しましょう。それでも食べない場合は、軽い茹で野菜を代用して、たくさん食べさせてあげてください。

Q9　家族に理解されません。理解してもらうにはどうしたらいいでしょう？

A　まず、家族より、自分が実践し、元気になった姿を見せてあげることです。最初は誰にも理解されないでしょう。なぜなら、肉も魚も食べないこと自体珍しく、栄養失調になると見られるからです。しかし、実際に目の前の人が元気になり、イキイキしていれば、その姿に影響されるのです。まずは、人に説明し説得する前に、自分が実践し、元気な姿を見せてあげましょう！ 私も、最初の３年くらいは身近な人に理解されませんでしたが、今では皆信じるようになりました！ 私が元気になり、実際にすべての不調を治したからです。理解してもらおうとすることより、事実を見せることですね！

Q10　排毒が辛く、どうしてもメンタルが下がってしまいます。

A　元気をもらえる仲間がいると良いです。もし、身近に相談する相手、高めあえる相手がいない場合は、ぜひ私たちとつながってくださいね。アトピーを治すために力になる元気な仲間がいるに間違いありません！

おわりに～アトピー・アレルギーを繰り返さないために、イキイキと人生をエンジョイする！～

この本を最後まで読んでくださったあなたに感謝です。本当にありがとうございました。

ここまで私は、アトピー・アレルギーの原因と対策についてお話ししてきました。なぜ、あなたはアトピーやアレルギーが治らないのか？ 根本的改善策としての食事法「アトピーキュアアレシオ」。そして、ツルツルキレイになるために最も重要なメンタル対策。

今まで「治らない」と諦めていたあなたの心に希望の光を灯すことができたなら、私にとってこの上ない喜びです。

そんなあなたに、私が、最後にお伝えしたいことは、「自分の人生を思いっきり楽しむ」ということです。現代では、夢や希望に溢れて毎日イキイキと生活している人になかなか会えません。私は、その中で、１人でも多くの方に「生きていてよかった！

おわりに〜アトピー･アレルギーを繰り返さないために、イキイキと人生をエンジョイする！〜

人生ってこんなに楽しいんですね！」そう感じてほしいのです。

私は、自分のブログで産まれてから今までの生い立ちを綴っていますが、昔の私は、自殺願望、孤立、孤独感、空虚感、トラブルを抱え、「生きていて何の意味があるのだろう……」そんなことばかり考え生きてきました。何をやってもうまくいかない。何をやっても愛されない。「自分は生きていて何の価値もない」そう思っていました。

しかし、あることをきっかけに、この食事に出逢い、私の人生に光が見え、そして、生まれ変わったのです。今の私は、夢、希望、生命力、自由、とにかく毎日が楽しくてたまりません。それは、食事を継続するという努力の結果です。

最初は、誰一人この食事を理解する人はいませんでした。肉を食べない、魚も食べない、白いお米ではなく、茶色いお米を食べる。やせ細り、肌も一時的に黄色くなったり、青白くなったり、ひたすら誰にも理解されず、それでも続けていました。しかし、その後、自分の体の変化、アトピーやアレルギー、また5年間続いた無月経を克服できたのは、紛れもなくこの食事をスタートしたからです。

この食事法は、誰にでもスタートする価値のあるものだと思い、私は今、様々な方に毎日伝えています。

私にとって、この食事は、私の人生のベースになるものです。私を支える強力なサポーターです。健康がなければ、遊びも、仕事も、恋愛も、旅行も、何もできません。どんなに仕事で忙しくなったとしても、食事は必ず自分で作り、食べる。それが私の鉄則です。なぜなら、それが私の人生のベースになっているからです。

この食事法に出逢う前の私は、喪失感だけでした。しかし、この食事法をきっかけに、喪失感の人生から、充実感の人生へと変わったのです。「私は人生を楽しむために産まれてきた」今はそう思えます。

あなたの人生は、あなたしかありません。あなたが楽しむことは、世の中が明るくなることです。私は、どんなに暗い時代がやってきたとしても、命が燃えつきるまで明るくいたい。そして「毎日思いきり笑っていたい。充実感に満ち溢れていたい」そう思います。

そんな心さえも、食事が作っているのです。どんなに人生を変えたいと思っていても、白砂糖や、コンビニなどの添加物を食べていたら、ネガティブ思考になってしまうのです。それは、あなたの性格ではなく、食事の作用なのです。

さっそく今日からあなたも「アトピーキュアレシオ」の食事法を始めてみてください。何度も言いますが、できるところからコツコツ1つずつ。決して焦らず、諦めず毎日コツコツ続けてみてください。

もし、あなたが1人で対策できないと感じたら、ぜひ私たちに会いに来てください。

この食事の価値は、まだまだ浸透するのには時間がかかります。現代では、白砂糖、添加物、肉食がスタンダードです。それ以外のものは、間違っていると言われるでしょう。その中で、あなたがこの食事を実践することは、必ず孤独感を感じるでしょう。もし、あなたが相談する相手が欲しい、仲間に会いたいと思ったら、私や、私の仲間を訪ねてください。

人生は、長いようで、短いものです。たった1度の人生を無駄に過ごさずに、やりたいことを自由に。そのためにも、アトピーやアレルギーから解放されましょう！

私の好きな言葉は、「不可能を可能にする」です。100人の人に不可能と言われても、それでも諦めずに可能にするという信念を持って行動しています。その信念で出来上がった集大成の1つが「アトピーキュアレシオ」であり、この本でもあります。

私の料理教室に通っていない方、様々な事情で通うことができない方にも、ぜひこの本が少しでもあなたのお力になれれば、とてもうれしいです。どこかで、まだ見ぬあなたに会えるのを楽しみにしています。

さあ、本当のあなたのスタートです。「アトピーキュアレシオ」を実践することで自分の殻をぶち破り、イキイキ、ワクワク、人生をエンジョイしましょう！

甲斐輝美

甲斐輝美（かい てるみ）
KAI TERUMI

1986年5月25日山梨県出身。7歳からアトピーを発症、20歳のときに、アトピーが全身に広がり、また、無月経5年を経験する。薬での治療に限界を感じ、マクロビオティックに出逢う。

22歳で、新潟の会社を退職し、東京に単身上京。同年、KIJ認定クシマクロビオティックレベル2修了。さらにマクロビオティックをベースにした独自の食事バランス「アトピーキュアレシオ」を開発。

23歳で起業し、翌年、アトピーのための料理教室『atopic care salon terumi』を設立。25歳で、株式会社『M&Explosion』設立。

現在、「アトピックスペシャルカウンセラー」として、年間3000件以上のアトピーカウンセリングを行う。料理教室、講演会などを通して、自身の経験をもとに開発した「アトピーキュアレシオ」を広め、アトピー・アレルギーの人たちの症状を改善し、完治するための活動を幅広く展開している。

『atopic care salon terumi』公式ホームページ
http://atopiccaresalon.com/
甲斐輝美オフィシャルブログ
http://ameblo.jp/kai-terumi

アトピー・アレルギーは自分で治す!

ツルツルキレイになるアトピーキュアレシオ

2013年5月3日　初版第1刷発行

著者　甲斐輝美
イラスト　疎井一志
デザイン　BLUE DESIGN COMPANY
協力　atopic care salon terumi
企画・編集　21世紀BOX

発行者　籠宮良治
発行所　太陽出版
東京都文京区本郷4-1-14　〒113-0033
電話03-3814-0471／FAX03-3814-2366
http://www.taiyoshuppan.net/

印刷　壮光舎印刷株式会社
製本　有限会社井上製本所

ISBN978-4-88469-774-7